Thomas Köhler

Medizin für Psycholog*innen und Psychotherapeut*innen in Fragen und kommentierten Antworten

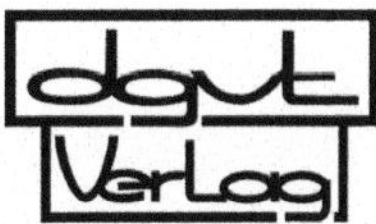

Thomas Köhler

Medizin für Psycholog*innen und Psychotherapeut*innen

in

Fragen und kommentierten Antworten

3., überarbeitete und erweiterte Auflage

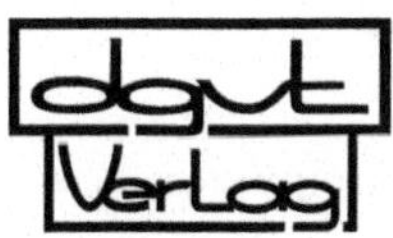

Tübingen
2024

Kontaktadresse:

Prof. Dr. Dr. Thomas Köhler
Universität Hamburg
Fachbereich Psychologie
Von-Melle-Park 5
20146 Hamburg

E-Mail: thomas.koehler@uni-hamburg.de

Bibliografische Information der Deutschen Nationalbibliothek

Die Deutsche Nationalbibliothek verzeichnet diese Publikation in der Deutschen Nationalbibliografie; detaillierte bibliografische Daten sind im Internet über http://dnb.d-nb.de abrufbar.

2., überarbeitete und erweiterte Auflage 2010
3., überarbeitete und erweiterte Auflage 2024

Im Sudhaus
Hechinger Straße 203
72072 Tübingen

E-Mail: dgvt-Verlag@dgvt.de
Internet: www.dgvt-Verlag.de

Umschlaggestaltung: Die Kavallerie, Bjørn Franke, Tübingen
Layout: VMR, Monika Rohde, Leipzig
Druck: Printed in Germany

Auch als E-Book erhältlich: ISBN 978-3-87159-479-3

ISBN 978-3-87159-179-2

Inhalt

Vorwort zur dritten Auflage und eine Leseanleitung

Nachdem die zweite Auflage dieses kleinen Büchleins lange ein ausgesprochenes Schattendasein führen musste, ist plötzlich erneutes Interesse daran erwacht und es ergibt sich die Notwendigkeit einer dritten Auflage. Grund dafür ist sicher vornehmlich, dass neue Studienordnungen für das Fach Psychologie an Hochschulen eingeführt wurden, in denen endlich „Medizin für Psychologen" (oder etwas ähnlich Formuliertes) als Pflichtfach eingeführt wurde. Insofern hat sich der Leserkreis erheblich erweitert und umfasst nicht nur Weiterbildungskandidat*innen zur psychologischen Psychotherapie, sondern auch Studierende an Hochschulen.

Bekanntlich ist zum Erhalt der Approbation als Psychologische*r Psychotherapeut*in das Bestehen einer schriftlichen Prüfung erforderlich, deren Inhalt durch den „Gegenstandskatalog für die schriftlichen Prüfungen nach dem Psychotherapeutengesetz" festgelegt ist (der erfreulicherweise vor einiger Zeit deutlich zum Besseren verändert wurde). In diesem nehmen die Abschnitte Biologische und biopsychologische Grundlagen, Medizinische Grundkenntnisse und Pharmakologische Grundkenntnisse einen beträchtlichen Teil ein – oft in krassem Missverhältnis zu den Stunden, welche Ausbildungsinstitute zu diesem Themenkomplex anbieten. Entsprechend wurden die Fragen zu diesen Themenkomplexen erweitert, was allein schon deshalb sinnvoll ist, weil sich neue Erkenntnisse zur Chemie der Transmitter und Rezeptoren ergeben haben, sich die psychopharmakologische Therapie weiterentwickelt hat (z. B. in Form von Ketamin bzw. Esketamin zur Depressionsbehandlung) und auch diverse Rauschdrogen wie synthetische Cannabinoide, „Badesalze" oder Ketamin, die damals gar nicht bekannt waren, mittlerweile eine nicht zu unterschätzende Bedeutung erlangt haben.

Wie allgemeines didaktisches Wissen lehrt, ist die Richtigstellung von Antworten ein wichtiges Mittel zum Wissenserwerb, und zudem zeigt die Erfahrung, dass Prüfungskandidat*innen vielfach Fehler machen, die unbedingt im Vorfeld des Examens eliminiert werden müssen. Dazu gehören allzu flüchtiges Lesen der Fragen und Fehler bei der Übertragung der Lösungen vom Frage- auf den Antwortbogen. Dies führte zu der Idee, zu den genannten Themenkomplexen Fragen im Stile einer schriftlichen Prüfung zu entwerfen und danach die Lösungen zu nennen und zu begründen.

Hier muss vorab ein mögliches Missverständnis ausgeräumt werden: Die angeführten Fragen werden sicher nicht in der Approbationsprüfung oder irgendwelchen Hochschulexamina auftauchen. Es gibt daher nicht den geringsten Sinn, anhand des vorliegenden Büchleins „auf die Prüfung zu lernen". Es dient der Wissensüberprüfung und dem „Sich-vertraut-Machen" mit Multiple-Choice-Fragen, nicht dem Wissenserwerb.

Diesbezüglich verweise ich auf die Lektüre meiner Monografie *Medizin für Psychologen und Psychotherapeuten. Orientiert an der Approbationsordnung für Psychologische Psychotherapeuten* (Köhler, 2020a), die in vierter Auflage deutlich leserfreundlicher gestaltet wurde und nicht nur eine größere Anzahl von Zeichnungen und Tabellen enthält, sondern auch „Merkkästen", die das Referierte noch einmal kompakt zusammenfassen. Zusätzlich ist Nachschlagen spezieller Fragen in diversen medizinischen Lehrbüchern (z. B. zur Anatomie, Physiologie, Pharmakologie, Neurologie, Pädiatrie, Inneren Medizin, Psychiatrie) sicher nicht von Schaden. Zudem kann ich auf drei weitere Monografien von mir, nämlich über biologische Grundlagen psychischer Störungen (Köhler, 2019), Psychopharmakotherapie (Köhler, 2022) und psychotrope Substanzen (Köhler, 2014) verweisen.

Zunächst werden für die Kapitel die Lernziele definiert (also das, was vor der Beantwortung der Fragen parat sein muss); mit den aufgeführten Stichworten sollten die Leser*innen etwas anfangen können und erst dann überprüfen, ob die Vorstellungen davon richtig sind. Es folgen die Fragen (*Fx.y; x* = Nummer des Kapitels, y die der Frage) mit fünf angeführten Antworten. (Viele Fragen wurden bewusst so abgefasst, dass *nach nicht zutreffenden Antworten* gefragt wird; es sind also die Buchstaben anzukreuzen, hinter denen *eine falsche Aussage* steht.) Bei den Einfachauswahlfragen trifft nur eine davon zu, bei Mehrfachauswahl eine angegebene Zahl.

Anschließend prüfe man die Antworten auf Richtigkeit *(AKx.y)*, studiere die Kommentare und lese die ergänzenden Anmerkungen *(EAx.y.1* bis *EAx.y.n)*. Sind zu viele Fragen falsch beantwortet worden, ist erneute Beschäftigung mit dem Themenkomplex natürlich sehr sinnvoll.

Manche im Folgenden gegebenen Antworten und Kommentare sind unvollständig, zuweilen etwas ungenau; man möge sich bitte vor Augen halten, dass das Büchlein für angehende Psychotherapeut*innen und Studierende der Psychologie geschrieben ist, für die noch so grobe medizinische Kenntnisse meist schon eine erhebliche Verbesserung gegenüber dem Status quo ante darstellen. Unter Umständen finden sich nicht nur Nachlässigkeiten, sondern vielleicht sogar regelrechte Fehler, angesichts des großen und auf verschiedene Subdisziplinen verzweigten Stoffes wahrscheinlich nur bedingt vermeidbar. In diesem Fall wäre ich für freundliche Hinweise ausgesprochen dankbar.

Die zweite und dritte Auflage enthalten als wesentliche Neuerung auch einige Multiple-Choice-Fragen zur Psychoanalyse (wiederum mit kommentierten Lösungen), nicht viele, aber doch eine Möglichkeit, auch solche Fragen ein wenig zu trainieren und vertrauter mit der psychoanalytischen Terminologie zu werden. Da die Antworten immer wieder durch Zitate aus Freuds Schriften belegt wurden, erhält man als Nebenprodukt wenigstens einen kleinen Einblick in dessen Gedankengut.

Dem dgvt-Verlag, insbesondere Frau Pogodda, danke ich für die angenehme Zusammenarbeit. Wieder einmal hat meine liebe Frau Carmen der Abfassung eines Buches (diesmal nur einer Überarbeitung) mit Nachsicht und Fassung beigewohnt.

Hamburg, im Oktober 2023 *Thomas Köhler*

1 Der Aufbau des Nervensystems; neurologische Erkrankungen

1.1 Lernziele; wichtige Stichworte

Zunächst sind *Kenntnisse vom Feinbau des Nervensystems* zu erwerben.

Stichworte: Bau des *Neurons* (*Perikaryon, Dendriten,* Axon, Axonhügel, Kollateralen, Endknöpfchen) – Typen von Neuronen – Arten von *Synapsen* – *Gliazellen* (Typen und ihre Funktionen) – *Myelinschicht,* Demyelinisierungskrankheiten – interstitieller Raum, Liquorräume, *Blut-Hirn-Schranke* (wodurch wird sie gebildet, was kann sie passieren, was nicht?).

Weiter muss genauere Kenntnis der *Grobstruktur des Nervensystems* (der *makroskopischen Anatomie des Nervensystems*) vorliegen.

Stichworte: ZNS, PNS, VNS (ANS) – Wirbelkanal – *Rückenmark* (Medulla spinalis; Aufbau [graue und weiße Substanz, Hinterhörner, Vorderhörner, Hinterwurzel, Vorderwurzel, Hinterstrang, Vorderseitenstrang, Rückenmarkbahnen]; *Erkrankungen* des *Rückenmarks* und der *Spinalwurzeln* [Polyradikulitis, Poliomyelitis anterior acuta, funikuläre Myelose, dissoziierte Empfindungsstörung, Brown-Séquard-Syndrom, Para- und Tetraplegie, Querschnittslähmung]) – *Einteilung des Gehirns* (Hirnstamm, Zwischenhirn [Diencephalon], Kleinhirn [Cerebellum], Endhirn [Telencephalon]) – Untergliederung des *Hirnstamms* (Medulla oblongata [verlängertes Mark], Pons [Brücke], Mesencephalon [Mittelhirn]) – Lage und Struktur der *Medulla oblongata* (Decussatio pyramidum, durchziehende Bahnen, Hirnnervenkerne, Formatio reticularis, Raphe-Kerne, vegetative Zentren, serotonerges System) – Lage und Struktur der *Pons* (noradrenerges System, Locus caeruleus [Locus coeruleus], und seine Rolle bei Panikattacken, 4. Ventrikel) – Lage und Struktur des *Mesencephalons* (Tegmentum, Tectum, Aquaeductus cerebri, periaquäduktales Grau, dopaminerges System, Substantia nigra, *nigrostriatale Bahnen,* Parkinson-Krankheit, *mesotelencephales dopaminerges Belohnungssystem*) – Lage und Struktur des *Diencephalons* (3. Ventrikel, *Thalamus,* Corpus geniculatum laterale, Corpus geniculatum mediale, Nucleus anterior thalami, motorischer Thalamuskern, *Hypothalamus, Hypophyse,* Adenohypophyse, Neurohypophyse, Epiphyse und die Bedeutung von Melatonin) – Lage und Struktur des *Cerebellums* (Hemisphären, Funktionen, Symptome bei Kleinhirnerkrankungen) – Lage, Gliederung und Aufbau des *Telencephalons* (*graue Substanz, weiße Substanz, Kortex,* Neokortex, Paläokortex, *Brodmannareale, Corpus callosum,* Fissura longitudinalis, Fissura lateralis, Sulcus centralis) – *Hirnlappen* mit Lage und Grenzen – wichtige *funktionelle Areale* und ihre Lage: primär-motorischer Kortex, prämotorischer Kortex, präfrontaler Kortex, orbitofrontaler Kortex, Broca-Areale, Broca-Sprachzentrum, Symptome der Broca-Aphasie, Wernicke-Areale, Wernicke-

Sprachzentrum, Symptome der Wernicke-Aphasie, primär-somatosensorischer Kortex, somatosensorischer Assoziationskortex, primär-visueller Kortex, primär-auditorischer Kortex, Gyrus cinguli – *Lage* und *Einteilung* der *Basalganglien (Nucleus caudatus, Striatum,* Putamen, Pallidum, extrapyramidales motorisches System, motorischer Funktionskreis, *Parkinson-Syndrom) – Funktion, Einteilung* und *Lage* des *limbischen Systems* (Corpus mamillare, *Amygdala* [Mandelkern], *Hippocampus, Gyrus cinguli,* Septum pellucidum, Nucleus anterior thalami, *orbitofrontaler Kortex,* limbischer Assoziationskortex, *Nucleus accumbens*) – *Rückenmarknerven* (Lage, Verlauf, Funktion, Erklärung des Begriffs Plexus, Cauda equina) – *Hirnnerven* (Unterschiede zu Rückenmarknerven, Beispiele für rein *sensorische,* rein *motorische, gemischte* Hirnnerven und solche mit *parasympathischen* Fasern, Facialislähmung, Trigeminusneuralgie) – *Hirn-* und *Rückenmarkhäute* (Lokalisation von Pia mater, Arachnoidea, Subarachnoidalraum, Dura mater), Durasack, innerer und äußerer Liquorraum, Lage der Ventrikel, Verbindungen der Ventrikel – Bildung und Funktion des *Liquor cerebrospinalis,* Hydrocephalus, *Liquorpunktion* (Technik und diagnostische Aussagekraft) – *Gefäßversorgung des Gehirns* (Circulus arteriosus Willisii, Bedeutung der Anastomosen), *Subarachnoidalblutungen* (Ursachen, Symptome, Diagnostik), *Aneurysmen, Schlaganfälle, Hirninfarkte, Embolien, zerebrale Ischämien.*
Zudem sollten wichtige *neurologische Erkrankungen* bekannt sein hinsichtlich Symptomatik und Ursachen (sofern nicht schon in den Abschnitten oben genannt).

Stichworte: Erkrankungen *peripherer Nerven* (traumatische Läsionen, Neuralgien, *Polyneuropathien mit wichtigen Ursachen*) – Erkrankungen im Bereich der *Spinalwurzeln* (Polyradikulitis, Herpes zoster), der Hirn- und Rückenmarkhüllen (insbesondere Formen der *Meningitis mit Symptomen und Befunden),* des Rückenmarks (*Querschnittslähmungen,* funikuläre Myelose, Poliomyelitis anterior acuta, Myatrophische Lateralsklerose [Amyotrophische Lateralsklerose, ALS]) – E. des *Hirnstamms* (bulbäre Form der Kinderlähmung und der ALS) – E. des *Kleinhirns* (Kleinhirntumoren, cerebelläre Heredoataxien) – E. des Zwischenhirns (Hypophysentumoren mit ihrer Symptomatik) – E. der *Basalganglien* und der *Substantia nigra* (*Parkinson-Syndrom* und *Parkinson-Krankheit, Chorea major* und Chorea minor, *Spätdyskinesien bei Neuroleptikatherapie,* Torticollis spasticus) – Erkrankungen des *Großhirns* (*Schlaganfälle* [Formen und Ursachen, Symptome], Tumoren, *Epilepsien* [*generalisierte* und *fokale* Formen, EEG-Veränderungen, Grand-Mal-Epilepsie, Petit-Mal-Epilepsie], E. limbischer Strukturen [orbitales Stirnhirn-Syndrom]).

1.2 Fragen

Einfachauswahlaufgaben

F1.1:	**Der Sulcus centralis trennt:**
A)	Frontal- von Temporallappen
B)	Frontal- von Parietallappen
C)	Parietal- von Scheitellappen
D)	Temporal- von Okzipitallappen
E)	Hinterhaupt- von Temporallappen

F1.2:	**Das Broca-Sprachzentrum liegt bei Rechtshänder*innen in aller Regel in der linken Hemisphäre, und zwar:**
A)	im primär-motorischen Kortex
B)	im basalen Frontallappen
C)	im Temporallappen
D)	im frontalen Parietallappen
E)	im okzipitalen Parietallappen

F1.3:	**Was gehört nicht zum Parkinson-Syndrom?**
A)	Ruhetremor
B)	Salbengesicht
C)	Intentionstremor
D)	Rigor
E)	Akinesie

F1.4:	**Welche Struktur wird nicht zum limbischen System gerechnet?**
A)	Amygdala
B)	Orbitofrontalhirn
C)	Hippocampus
D)	frontoorbitaler Kortex
E)	präfrontaler Kortex

F1.5:	**Der primär-visuelle Kortex (das Sehzentrum) liegt im**
A)	Gyrus praecentralis
B)	Okzipitallappen
C)	Frontallappen
D)	Parietallappen
E)	präfrontaler Kortex

Mehrfachauswahlaufgaben

F1.6:	**Welche der Aussagen über Hirnnerven treffen zu** *(3 Antworten)*?
A)	Bei einer Läsion des N. facialis finden sich üblicherweise Lähmungen der Gesichtsmuskulatur.
B)	N. V (Trigeminus) versorgt sensibel u. a. die Kieferregion und Zähne.
C)	Der N. vagus führt ausschließlich vegetative Fasern.
D)	Der N. opticus führt motorische Fasern zu den Augenmuskeln.
E)	Parasympathische Fasern zum Brust- und oberen Bauchraum gelangen mit dem Vagusnerven zu ihren Zielorten.

F1.7:	**Die Substantia nigra liegt** *(3 Antworten)*:
A)	im Mesencephalon
B)	in der Medulla oblongata
C)	im Diencephalon
D)	im Hirnstamm
E)	im Mittelhirn

F1.8:	**Welche Strukturen werden i. Allg. zu den Basalganglien gerechnet** *(2 Antworten)*?
A)	Striatum
B)	Pons
C)	Nucleus caudatus
D)	präfrontaler Kortex
E)	Hypophyse

F1.9:	**Welche Bahnen sind nicht dopaminerg** *(2 Antworten)*?
A)	die mesolimbischen
B)	die des mesotelencephalen Belohnungssystems
C)	die vom Locus caeruleus [coeruleus] in limbische Strukturen
D)	die vom Vorderhirn in den Hippocampus
E)	die nigrostriatalen

F1.10: Welche Aussagen sind richtig *(3 Antworten)***?**	
A)	Das Guillain-Barré-Syndrom als wichtigste Form der Polyradikulitis betrifft vornehmlich die Spinalwurzeln.
B)	Bei der multiplen Sklerose handelt es sich um eine Demyelinisierungskrankheit.
C)	Bei der eigentlichen Parkinson-Krankheit (dem idiopathischen Parkinson-Syndrom) gehen die motorischen Vorderhörner zugrunde.
D)	Die funikuläre Myelose (bei Vitamin B_{12}-Mangel) betrifft in der Regel auch die Hinterstrangbahnen.
E)	Die Poliomyelitis anterior acuta ist eine Erkrankung des Kleinhirns.

F1.11: Welche Aussagen sind richtig *(2 Antworten)***?**	
A)	Bei der Chorea Huntington (Chorea major) handelt es sich um eine autosomal-dominant erbliche Krankheit.
B)	Polyneuropathien beginnen in der Regel mit motorischen Ausfällen, während erst später Sensibilitätsstörungen hinzukommen.
C)	Herpes zoster (Gürtelrose) wird durch Masernviren verursacht.
D)	Enzephalitis bedeutet Entzündung der Hirnhäute.
E)	Schlaganfälle gehen zumeist auf Minderdurchblutung im Gehirn zurück.

F1.12: Welche Aussagen treffen nicht zu *(2 Antworten)***?**	
A)	Die Grand-Mal-Epilepsie gehört zu den fokalen Anfallsformen.
B)	Petit-Mal-Epilepsie im Kindesalter verschwindet später oft spontan.
C)	Während epileptischer Anfälle finden sich im EEG typischerweise „spikes and waves“.
D)	Epilepsietypische EEG-Veränderungen lassen sich zwischen den Anfällen zuweilen durch Provokationsmethoden hervorrufen.
E)	Die chirurgische Behandlung schwerer, therapieresistenter Epilepsien geschieht in aller Regel durch Lobotomie (Leukotomie).

F1.13: Welche Aussagen sind richtig *(2 Antworten)*?	
A)	Rückenmarkspunktionen werden am besten unterhalb des zweiten Lendenwirbels durchgeführt.
B)	Bei der Broca-Aphasie ist die Sprachproduktion wenig, das Sprachverständnis hingegen stark gestört.
C)	Bei einer bakteriellen Meningitis sind typischerweise Eiweiß und Leukozyten im Liquor zu finden.
D)	Eine Verengung eines Gefäßes (beispielsweise durch Ablagerungen) wird als Aneurysma bezeichnet.
E)	Hirntumoren gehen in aller Regel nicht vom Nervengewebe, sondern von Gliazellen aus.

F1.14: Welche Aussagen sind zutreffend *(3 Antworten)*?	
A)	In den Hinterhörnern des Rückenmarks liegen die Zellkörper der afferenten sensiblen Nervenfasern.
B)	Unter bulbären Formen von neurologischen Erkrankungen (z. B. der ALS [Amyotrophischen Lateralsklerose] oder der Poliomyelitis anterior acuta [Kinderlähmung]) versteht man solche, deren Symptomatik v. a. durch Läsionen im unteren Hirnstamm bestimmt ist (beispielsweise mit Schluckstörungen).
C)	Die von den Raphe-Kerne der Medulla oblongata ausgehenden Neurone sind in der Regel serotonerg.
D)	Polyneuropathien sind in den meisten Fällen traumatisch verursacht.
E)	Das motorische Sprachzentrum (Broca-Zentrum) befindet sich bei Rechtshänder*innen fast ausnahmslos in der linken Hemisphäre.

1.3 Antworten mit Kommentaren; ergänzende Anmerkungen

AK1.1: Richtige Antwort ist *B*

Der Sulcus centralis läuft von der Mantelkante gut sichtbar nach basal und trennt Frontallappen (frontal gelegen) vom Parietallappen (okzipital des Sulcus centralis gelegen); also ist **B richtig.** Die Grenze zwischen Frontal- und Temporallappen bildet die Fissura lateralis; also ist **A falsch.** Scheitellappen ist der deutsche Ausdruck für Parietallappen, somit ist **C falsch.** Zwischen Temporal- und Okzipitallappen gibt es keine scharfe Grenze und schon gar nicht ist diese der Sulcus centralis. Aussage E ist inhaltlich gleichbedeutend mit Aussage D; also sind **D** und **E falsch.**

AK1.2: Richtige Antwort ist *B*

Das Broca-Areal (Brodmann-Areale 44 und 45), bei Rechtshänder*innen so gut wie immer identisch mit dem Broca-Sprachzentrum, liegt im basalen Frontallappen, nahe der Fissura lateralis (Fissura Silvii), kaudal und frontal des Gyrus praecentralis; auf der sprachdominanten Hemisphäre befindet sich dort das „motorische Sprachzentrum" („Broca-Sprachzentrum"; s. *EA1.2.1*); also ist **B richtig.** Der primär-motorische Kortex liegt apikal (oberhalb) davon; diese Region ist u. a. Ausgangspunkt der Pyramidenbahn und steuert die Bewegungen der kontralateralen Körperseite; somit ist **A falsch.** Im Temporallappen sind das Wernicke-Areal („sensorisches Sprachzentrum" auf der dominanten Hemisphäre) und der primär-auditorische Kortex lokalisiert, im frontalen Parietallappen liegt der primär-somatosensorische Kortex, im okzipitalen Parietallappen finden sich (sensorische) Assoziationsfelder; also sind **C, D** und **E falsch.**

EA1.2.1: Bei Rechtshänder*innen ist die sprachdominante Hemisphäre so gut wie immer links; bei Linkshänder*innen liegt sie meist ebenfalls links (in etwa 70 % der Fälle); in anderen Fällen von Linkshändigkeit befindet sich die sprachdominante Hemisphäre rechts; nicht selten wird auch die Sprache bei Linkshänder*innen von jeder der beiden Hemisphären kontrolliert.

AK1.3: Richtige Antwort ist *C*

Die Parkinson-Trias besteht aus Akinesie (Akinese = Bewegungsarmut), Rigor (Muskelstarre, prüfbar am „Zahnradphänomen") und Tremor. Dieser ist ein Ruhetremor, bessert sich also bei Bewegung (s. *EA1.3.1*), im Gegensatz zum Intentionstremor, der bei gezielten Bewegungen auftritt und während der Bewegung immer ausgeprägter wird (z. B. bei der Multiplen Sklerose); durch vermehrte Talgproduktion kann es zum Salbengesicht kommen; also ist **C falsch,** alle **anderen Antworten** sind **richtig.**

EA1.3.1: Deshalb ist auch die Schrift der Parkinson-Kranken nicht verzittert. Charakteristisch ist hier eine zunehmend geringere Größe der Buchstaben im Laufe des Schreibens (Mikrografie).

AK1.4: Richtige Antwort ist *E*

Amygdala und Hippocampus sind bekannte limbische Strukturen; also sind **A** und **C** **falsch** (gefragt war nach Strukturen, die *nicht* zum limbischen System gerechnet werden). Orbitofrontalhirn ist eine andere Bezeichnung für den frontorbitalen Kortex, jenen Teil der Hirnrinde im basalen Frontallappen, welcher der Orbita (Augenhöhle) aufliegt; diese Struktur (zuweilen als limbischer Assoziationskortex bezeichnet) wird ebenfalls üblicherweise zum limbischen System gezählt; also sind **B** und **D** **falsch.** Hingegen ist der präfrontale Kortex eine im Laufe der Evolution stark gewachsene Hirnstruktur, die mit vielfältigen kognitiven Leistungen in Verbindung gebracht wird und daher sinnvollerweise nicht dem limbischen System zugerechnet wird; somit ist **E richtig.**

AK1.5: Richtige Antwort ist *B*

Der primär-visuelle Kortex liegt im Okzipitallappen; also ist **B richtig**. **Alle anderen Antworten** sind **falsch.** (Der Gyrus praecentralis und der präfrontale Kortex sind Teile des Frontallappens.)

AK1.6: Richtige Antworten sind *A, B* und *E*

Der N. facialis versorgt u. a. die Gesichtsmuskulatur (führt zudem parasympathische Fasern zu den Speicheldrüsen des Mundbodens und zu den Tränendrüsen sowie sensorische Axone aus den Geschmacksknospen im vorderen Zungenbereich). Kommt es zu Schädigungen der peripheren Anteile des Fazialisnerven (z. B. nach Entzündungen, viralen Infektionen, durch längeren, scharfen Luftzug), resultieren Lähmungen der Gesichtsmuskulatur (z. B. hängendes Oberlid, Unfähigkeit, die Lippen vollständig zu schließen), welche typische Symptome der peripheren Fazialisparese darstellen (s. *EA1.6.1*); also ist **A richtig**. Der N. trigeminus (Drillingsnerv) ist ein weitgehend sensibler Hirnnerv, der u. a. mit seinen unteren Ästen die Kieferregion mit den Zähnen versorgt (s. *EA1.6.2*); also ist **B richtig**. Der N. X (N. vagus) führt zwar parasympathische Fasern in Brust- und Bauchraum, aber auch viele sensible Fasern aus dieser Region (s. *EA1.6.3*); also ist **C falsch**, **E richtig**. Der N. opticus ist ein rein sensorischer Nerv (leitet Impulse von der Netzhaut ins ZNS); motorische Fasern zu den Augenmuskeln führen die Hirnnerven N. III (N. oculomotorius), N. IV (N. trochlearis) und N. VI (N. abducens); folglich ist **D falsch**.

EA1.6.1: Hinzu kommen gestörte Speichel- und Tränensekretion, eingeschränkte Geschmacksempfindungen der vorderen Zungenteile, Hyperakusis (überlautes Hören, weil die Dämpfung der Schallübertragung durch den vom Fazialisnerven innervierten M. stapedius wegfällt); diese Veränderungen liegen auf der Seite des lädierten Fazialisnerven (ipsilateral). Ähnliche Symptomatik ist nach zentraler Fazialisparese (z. B. im Gyrus praecentralis bei Schädigungen der vom Kortex zum Fazialiskern führenden Bahnen) zu beobachten; dort liegen die Ausfälle aber kontralateral (weil die Fasern hinter der Läsion auf die Gegenseite kreuzen) und sind in Details etwas unterschiedlich.

EA1.6.2: Bei der Trigeminusneuralgie werden die Schmerzen oft im Bereich der Zähne angegeben; nicht selten werden die Patient*innen lange vergeblich zahnärztlich behandelt.

EA1.6.3: Die Existenz sensibler, also afferenter Vagusfasern macht man sich bei der Vagusstimulation (zur Behandlung von therapieresistenten Epilepsien) zunutze; hier wird durch einen eingepflanzten Schrittmacher in der Halsregion der linke Vagusnerv permanent stimuliert, was in noch wenig geklärter Weise die Anfallshäufigkeit reduziert. Mittlerweile wird dieses Verfahren zuweilen auch bei psychischen Störungen eingesetzt (z. B. bei Depressionen). Inzwischen kann der Vagusnerv auch transkutan stimuliert werden durch ein Gerät, das man auf eine bestimmte Stelle des Halses aufsetzt. Die Vagusstimulation darf nicht mit der tiefen Hirnstimulation durch in den Schädel implantierte Elektroden verwechselt werden.

AK1.7: Richtige Antworten sind *A, D* und *E*

Die Substantia nigra (Ausgangspunkt der für die Motorik extrem wichtigen nigrostriatalen Bahnen) liegt im Mittelhirn (Mesencephalon), welches wieder ein Teil des Hirnstamms ist; also sind **A, D** und **E richtig**. Die Medulla oblongata liegt kaudal des Mesencephalons (ist der untere Teil des Hirnstamms), das Diencephalon (Zwischenhirn) liegt rostral (oder apikal) des Mesencephalons (s. *EA1.7.1*); somit sind **B** und **C falsch.**

EA1.7.1: Zuweilen wird in der Literatur zum Hirnstamm auch das Zwischenhirn gerechnet, was angesichts der sehr unterschiedlichen Struktur im Vergleich zu den anderen Hirnstammregionen nicht sinnvoll erscheint. Das Kleinhirn sitzt dem Hirnstamm dorsal auf und wird nicht dazu gezählt. Der Begriff Stammhirn ist mittlerweile so gut wie nicht mehr in Gebrauch.

AK1.8: Richtige Antworten sind *A* und *C*

Der Begriff der Basalganglien (Stammganglien) wird unterschiedlich gebraucht; i. Allg. versteht man darunter subkortikale Kerne (= Ansammlung von Perikaryen = Nuclei = Ganglien) in der Tiefe des Endhirns nahe des Thalamus. Dazu gerechnet werden üblicherweise in jedem Fall der Streifenkörper (Corpus striatum = Striatum) und seine Substrukturen Putamen und Nucleus caudatus (Schweifkern); also sind **A** und **C richtig** (s. *EA1.8.1*). Der präfrontale Kortex ist ein kortikales Areal; die Pons (Brücke) ist Teil des Hirnstamms (nicht des Endhirns) mit Kernen und Faserbahnen, die Hypophyse ein Anhang des Zwischenhirns; somit sind **B, D** und **E falsch.**

EA1.8.1: Üblicherweise zählt zu den Basalganglien auch die zum Striatum antagonistisch fungierende Struktur Pallidum (Globus pallidus); Basalganglien in diesem Sinne wären also v. a. motorisch bedeutsame subkortikale Kerne des Endhirns. Manche Autor*innen rechnen auch die Amygdala dazu sowie die Substantia nigra im Mesencephalon (also im Hirnstamm); insgesamt ist der Begriff Basalganglien recht unscharf und verschwindet offenbar auch zunehmend aus dem Sprachgebrauch.

AK1.9: Richtige Antworten sind *C* und *D*

Bahnen, die vom Mesencephalon ausgehen, sind im Wesentlichen dopaminerg; dazu gehören die mesolimbischen (zu Strukturen des limbischen Systems), die des mesotelencephalen Belohnungssystems (in den Nucleus accumbens, einem paarig angelegten Kern im Endhirn)) sowie die nigrostriatalen Bahnen (von der Substantia nigra des Mittelhirns ins Striatum); also sind **A, B** und **E falsch** (Frage war nach *nicht* dopaminergen Bahnen). Die vom Locus caeruleus [coeruleus] der Pons ausgehenden Bahnen sind noradrenerg (möglicherweise ist deren Aktivierung Grundlage der Panikattacken), die vom Vorderhirn (z. B. vom Nucleus basalis Meynert) vornehmlich in den Hippocampus ziehenden Bahnen sind cholinerg (ihre Minderaktivität ist möglicherweise eine biologische Grundlage der Gedächtnisstörungen bei Alzheimer-Krankheit); somit sind **C** und **D richtig.**

AK1.10: Richtige Antworten sind *A, B* und *D*

Radix bedeutet Wurzel (hier Nervenwurzel, also die Austritte der Spinalnerven aus dem Rückenmark), Radikulitis die Entzündung einer Nervenwurzel, Polyradikulitis Entzündung vieler Nervenwurzeln. Das ist beim Guillain-Barré-Syndrom der Fall; also ist **A richtig.** Bei der Multiplen Sklerose gehen (sehr wahrscheinlich aufgrund autoimmunologischer Prozesse) die Markscheiden (Myelinhüllen) von Nervenfasern unter; es handelt sich also um eine Demyelinisierungskrankheit; somit ist **B richtig.** Der Parkinson-Krankheit liegt eine Degeneration der Substantia nigra des Mittelhirns zugrunde, nicht der Motoneurone des Vorderhorns; also ist **C falsch.** Bei Vitamin B_{12}-Mangel tritt nicht nur eine perniziöse Anämie auf, sondern in der Regel auch ein Untergang der Myelinscheiden, v. a. in den Hintersträngen des Rückenmarks mit der Folge von Sensibilitätsstörungen, z. B. Einschränkungen der Tiefensensibilität; also ist **D richtig.** Die Poliomyelitis anterior acuta (die spinale bzw. [in manchen Fällen] bulbäre Kinderlähmung) ist eine virale Erkrankung der motorischen Vorderhornzellen des Rückenmarks oder motorischer Hirnnervenkerne, nicht aber des Kleinhirns (s. *EA1.10.1*); also ist **E falsch.**

EA1.10.1: Bei der spinalen Form der Kinderlähmung finden sich die Lähmungserscheinungen vornehmlich in den Extremitäten, bei der bulbären Form sind Sprech- und Schluckstörungen zu beobachten (Folge der Schädigung motorischer Hirnnervenkerne im Bereich des Bulbus = Medulla oblongata).

AK1.11: Richtige Antworten sind *A* und *E*

Die Huntington-Krankheit (Chorea Huntington = Chorea major) ist eine extrapyramidale hyperkinetische Störung (mit unkontrollierten Bewegungen, daher auch die veraltete Bezeichnung „Veitstanz") und wird autosomal-dominant vererbt; wer die pathologische Genvariante besitzt, wird früher oder später auch erkranken, Kinder von Erkrankten haben mit einer Wahrscheinlichkeit von 50 % die pathologische Genvariante in ihrem Erbgut (s. *EA1.11.1*); also ist **A richtig.** Polyneuropathien (z. B. diabetisch, urämisch, alkoholisch bedingte) sind Schädigungen peripherer Nerven; sie beginnen in der Regel mit Parästhesien (Missempfindungen) und Sensibilitätsstörungen, während – wenn überhaupt – motorische Ausfälle erst später eintreten; also ist **B falsch.** Herpes zoster (Zoster) wird zwar durch die erneute Aktivität von Viren hervorgerufen, die in den Spinalganglien (bzw. den sensiblen Ganglien von Hirnnerven) „schlummern", aber dies sind Varicellenviren (Windpockenviren), nicht Masernviren (s. *EA1.11.2*); also ist **C falsch.** Enzephalitis ist eine Entzündung der Hirnsubstanz (encephalon = Gehirn), nicht der Hirnhäute; letztere Erkrankung wird als Meningitis bezeichnet (s. *EA1.11.3*); also **ist D falsch.** Unter einem „Schlaganfall" versteht man eine plötzlich einsetzende neurologische Symptomatik, z. B. Koma, Lähmungen, Sprachstörungen, Sehstörungen. In den meisten Fällen, speziell bei älteren Personen, liegt der Symptomatik eine Minderdurchblutung (Ischämie) des Gehirns zugrunde, z. B. bei Verschluss eines Gefäßes durch ein dort gebildetes Gerinsel (Hirninfarkt durch einen Thrombus) oder ein eingeschwemmtes Gerinsel (Embolie); also ist **E richtig.** Jedoch können auch Blutungen aus den Gefäßen (z. B. bei einem geplatzten Aneurysma) durch Zerstörung der Hirnsubstanz ähnliche Symptome machen, sodass die verschiedenen Ursachen von Schlaganfällen (welche auch zu unterschiedlicher Behandlung führen) abgeklärt werden müssen.

EA1.11.1: Problematisch dabei ist, dass die Symptome der Huntington-Krankheit sich in der Regel nicht vor dem 40. Lebensjahr zeigen, wenn also die Träger*innen der pathologischen Genvariante (ohne genetische Untersuchung) noch nicht wissen, dass sie erkranken werden und in dieser Zeit mit 50 % Wahrscheinlichkeit das Erbmerkmal an ihre Kinder weitergeben – falls sie sich für solche entscheiden. Personen, bei denen ein Elternteil an Chorea Huntington erkrankt ist, können sich früh untersuchen lassen, ob sie die zur Krankheit führende Genvariante aufweisen. Ergänzend sei erwähnt, dass neben der schweren extrapyramidal-motorischen Symptomatik früher oder später ein demenzielles Syndrom auftritt. Im Übrigen ist die Schreibweise „major" (nicht „maior") die gängige; i wird zu j umgewandelt, während c vor dunklen Vokalen c bleibt; also Ejaculatio praecox. Hingegen wird vor hellen Vokalen c zu z; also Fazialisnerv.

EA1.11.2: Der Ausdruck „verursacht" ist sicher nur bedingt korrekt, denn es ist zu vermuten, dass bei vielen Personen nach durchgemachten Windpocken sich diese Varicellenviren in den Spinalganglien einnisten, ohne später je Symptome zu verursachen. Unklar ist, was diese aktiv werden lässt, sodass sie die charakteristisch verteilten schmerzhaften Hautveränderungen hervorrufen. Zuweilen sind es Störungen des Immunsystems (z. B. im Rahmen von Leukämien, AIDS, immunsuppressiver Behandlung), welche die erneute Virulenz begünstigen. Im Übrigen kann man sich heute gegen Herpes zoster impfen lassen, was besonders älteren Personen empfohlen wird.

EA1.11.3: Häufig sind die Meningen mitbetroffen, sodass man von einer Enzephalomeningitis oder von einer Meningoenzephalitis spricht. Auch hier eine Anmerkung zur Schreibweise: Handelt es sich um einen zusammengesetzten Ausdruck (eine fachsprachliche Fügung), wird die Schreibweise mit c gewählt, z. B. Encephalitis epidemica. Kurzum: Die Schreibweise medizinischer Fachausdrücke ist kompliziert und wird auch in der Fachliteratur wenig konsistent gehandhabt.

AK1.12: Richtige Antworten sind *A* und *E*

Die Grand-Mal-Epilepsie ist gekennzeichnet durch Krampfanfälle mit eindrucksvoller Symptomatik (Atemstillstand, Bewusstlosigkeit, charakteristische Zuckungen, häufig Schaum vor dem Mund, Zungenbisse). Die pathologischen EEG-Veränderungen in Form von „spikes and waves" (scharfen Spitzen und großen Wellen) sind in allen Ableitungen zu finden; es handelt sich somit um eine generalisierte Anfallsform, nicht um eine fokale (herdförmige); also ist **A** eine **verlangte Antwort** (gefragt war nach *nicht zutreffenden* Antworten). Bei der Petit-Mal-Epilepsie handelt es sich ebenfalls um eine generalisierte Anfallsform, die v. a. im Kindesalter auftritt und vielfach nur mit kurzen Bewusstseinsstörungen in Form von Absencen einhergeht (s. *EA1.12.1*); bei vielen verlieren sich diese Symptome weitgehend bis zum Erwachsenenalter; somit ist **B falsch** (weil *Aussage richtig*). Die charakteristischen EEG-Veränderungen bei epileptischen Anfällen sind die geschilderten „spikes and waves"; während generalisierter Anfälle sind sie in allen EEG-Ableitungen zu finden, bei fokalen Anfällen nur über begrenzten Hirnregionen; auch zwischen den Anfällen lassen sich diese Veränderungen oft bei Epilepsiekranken provozieren (z. B. durch Hyperventilation); also sind **C** und **D falsch** (weil *zutreffende Aussagen*). Chirurgische Behandlung der Epilepsie ist zuweilen erforderlich. Bei schwerer Grand-Mal-Epilepsie, wo die Anfälle, von einem Herd ausgehend, sich über das ganze Gehirn ausbreiten, kann es sinnvoll sein, das Corpus callosum (den „Balken") zu durchtrennen, in dem die Verbindungsfasern zwischen entsprechenden Regionen beider Hemisphären laufen (sogenannte Split-Brain-Operation; s. *EA1.12.2*); auch die Entfernung von Hirnregionen, welche Ausgangspunkt epileptischer Anfälle sind, kann in schweren Fällen indiziert sein (z. B. Entfernung von Teilen des medialen Temporallappens, inklusive des Hippocampus). Bei der frontalen Lobotomie (oder Leukotomie) werden Fasern durchtrennt, welche von tieferen Hirnteilen, speziell vom Thalamus, zu Regionen im (basalen) Frontallappen laufen. Diese Operation wurde wohl auch früher nicht, heute aber in keinem Fall zur Behandlung von Epilepsien eingesetzt (s. *EA1.12.3*); also ist **E richtig** (weil *nicht zutreffend*).

EA1.12.1: Mittlerweile gibt es sehr viel differenziertere Einteilungen der Epilepsien, wobei die Bezeichnungen Grand-Mal- und Petit-Mal-Epilepsie nicht mehr auftauchen. Man unterscheidet nach wie vor zwischen generalisierten und fokalen (lokalisationsbezogenen) Anfällen mit jeweils mehreren Unterformen. Wir haben jedoch die alte Einteilung gewählt, weil sie das erste Verständnis sehr erleichtert.

EA1.12.2: Split-Brain-Operationen werden offenbar – trotz verbesserter medikamentöser Behandlungsmöglichkeiten – nach wie vor nicht ganz selten durchgeführt. Als Folge bleibt nicht nur die gesunde Hemisphäre von Anfällen verschont; auch auf der Seite des Herdes werden die Anfälle zuweilen schwächer. Interessanterweise gibt es keine sichtbaren negativen Veränderungen der Persönlichkeit und kognitiver Leistungen; oft tritt sogar aufgrund der Milderung des Anfallsleidens eine deutliche diesbezügliche Besserung ein. Erwähnt sei, dass Split-Brain-Patient*innen sich ausgesprochen gut eignen, mittels selektiver Anregung der Hemisphären die Leistungen jeder Hirnhälfte genauer zu studieren.

EA1.12.3: Frontale Leukotomien (Lobotomien, häufig in der technisch weniger aufwendigen Form der transorbitalen Lobotomie) wurden vor einigen Jahrzehnten in manchen Ländern keineswegs selten zur „Behandlung" schizophrener Positivsymptomatik eingesetzt; die diesbezügliche Wirksamkeit wird verständlich, wenn man von Überaktivität dopaminerger Bahnen ins Frontalhirn ausgeht. Heute dürfte der Eingriff völlig obsolet sein.

AK1.13: Richtige Antworten sind *C* und *E*

Geht man unterhalb des 2. Lumbalwirbels in den Wirbelkanal ein, gelangt man nicht in das Rückenmark, sondern in eine große Aussackung des unteren Liquorraums, der nur noch leicht verschiebbare kaudale Spinalnerven enthält (Cauda equina); also ist **A falsch** (s. *EA1.13.1*). Bei der Broca-Aphasie (motorischen Aphasie) ist das Sprachverständnis nicht oder nur gering gestört, die Sprachproduktion hingegen stark (große Sprachanstrengung, Verletzung der grammatikalischen Regeln [oft nur Aneinanderreihungen von Substantiven]); somit ist **B falsch.** Bei der bakteriellen Meningitis handelt es sich um eine durch Bakterien verursachte Entzündung der Hirnhäute; daher finden sich Entzündungszeichen wie vermehrte Leukozyten (weiße Blutkörperchen) und erhöhte Eiweißmengen im Liquor; also ist **C richtig.** Die Verengung eines Gefäßes wird als Stenose bezeichnet (z. B. Carotisstenose, eine Verengung der Halsschlagader); ein Aneurysma ist eine sackförmige Ausstülpung eines Gefäßes (z. B. Aortenaneurysma); also ist **D falsch.** Hirntumoren (z. B. Astrozytome, Glioblastome, Medulloblastome) gehen in aller Regel von Gliagewebe (genauer: von Vorstufen reifer Gliazellen) aus; regelrechte Wucherungen von Nervengewebe im Gehirn sind sehr selten (s. *EA1.13.2*); somit ist **E richtig.**

EA1.13.1: Wenn man, auch teilweise in akademischen Kreisen, von Rückenmarkspunktion spricht, meint man natürlich in aller Regel die Punktion zur Entnahme von Liquor, vorzugsweise im Bereich der unteren Lendenwirbelsäule (Lumbalpunktion). Eine eigentliche Punktion des Rückenmarks zur Entnahme von Gewebe mag in Einzelfällen sinnvoll sein, geschieht aber dort, wo man pathologische Veränderungen vermutet.

EA1.13.2: Auch die Neurinome, Tumoren peripherer Nerven (z. B. das Akustikusneurinom), sind Wucherungen nicht des Nervengewebes, sondern der Schwannschen Zellen in den Markscheiden (daher auch oft die Bezeichnung Schwannom). Wirkliche Tumoren des Nervengewebes sind die Neuroblastome, die vom sympathischen Nervengewebe ausgehen und v. a. im Nebennierenmark sowie im Grenzstrang sitzen; sie entwickeln sich hauptsächlich im Kleinkindalter und sind ausgesprochen maligne.

AK1.14: Richtige Antworten sind *B, C* und *E*

Die Zellkörper der afferenten Rückenmarksfasern liegen in den Spinalganglien; in den Hinterhörnern befinden sich die Zellkörper der von dort aufsteigenden Neurone sowie kurze Interneurone; somit ist **A falsch**. Bulbus (genauer: Bulbus medullae spinalis) ist eine mittlerweile ungebräuchliche Bezeichnung für die Medulla oblongata (s. *EA1.14.1*), die sich noch im Adjektiv bulbär (zur Medulla oblongata gehörig) gehalten hat; als bulbäre Formen der genannten Krankheiten (allgemein als bulbäre Symptomatik) bezeichnet man Ausfälle im Bereich der unteren (ihre Kerne in der Medulla oblongata besitzenden) Hirnnerven, etwa des N. IX (N. glossopharyngeus), ist der die Schlundmuskulatur versorgt; also ist **B richtig**. Die Medulla oblongata, speziell die dort gelegenen Raphe-Kerne, gilt als ein wichtiger Ausgangspunkt des serotonergen Systems, d. h., die dort entspringenden Neurone schütten an ihren Endknöpfchen (s. *EA1.14.2*) den Transmitter Serotonin aus; somit ist **C richtig**. Traumatisch verursacht sind häufig die *Mononeuropathien,* Erkrankungen einzelner Nerven. Polyneuropathien, Erkrankungen, welche viele Nerven gleichzeitig treffen (beispielsweise die entsprechenden der beiden Körperseiten) kommen in der Regel durch toxische Einflüsse (wie bei der alkoholischen Polyneuropathie) oder durch Veränderungen im Stoffwechsel zustande (diabetische Polyneuropathie, urämische Polyneuropathie); daher ist **D falsch**. Das Broca-Sprachzentrum liegt (wie das Wernicke-Sprachzentrum) bei weit über 90 % der Rechtshänder*innen in der linken Hemisphäre (s. *EA1.14.3*); somit ist **E richtig**.

EA1.14.1: Bulbus ist das lateinische Wort für Zwiebel oder ein zwiebelähnliches Gebilde. Als Bulbus werden in der Anatomie leicht aufgetriebene, bauchige Strukturen bezeichnet, z. B. der an der Unterseite des Frontalhirns gelegene Bulbus olfactorius (Riechkolben) sowie der erwähnte Bulbus (medullae spinalis). Bulbus oculi ist die Bezeichnung für den Augapfel.

EA1.14.2: Diese Endknöpfchen können weit von der Medulla oblongata entfernt liegen; so projizieren einige Raphe-Kerne bis ins untere Rückenmark zu den Umschaltstellen zwischen den 1. und 2. Neuronen der aufsteigenden nozizeptiven Bahnen (der aufsteigenden „Schmerzbahnen").

EA1.14.3: Die Erwartung, dass bei Linkshänder*innen die sprachdominante Hemisphäre in der Regel entsprechend die rechte ist, trifft nicht zu; bei etwa 70 % ist ebenfalls die linke Hemisphäre sprachdominant, bei einem nicht geringen Teil wird die Sprache offenbar von beiden Hirnhälften kontrolliert (s. dazu Köhler, 2010, S. 199, und die dort aufgeführte Literatur).

2 Sinnessysteme; Schmerz und Schmerzbehandlung

2.1 Lernziele; wichtige Stichworte

Hier werden die einzelnen *Sinnessysteme* mit den zugehörigen *Sinnesorganen* und ihren *neuronalen Verbindungen* (inklusive verarbeitender kortikaler Areale) dargestellt; besondere Beachtung gilt hier dem *Schmerzsystem* (nozizeptivem System) und seiner Beeinflussung.

Stichworte: die verschiedenen *Sinnessysteme* – Allgemeines zu *Sensoren, afferenten Nerven, Thalamus, sensorischen Kortexarealen* – Bau und Erkrankungen des *Auges* (insbesondere Linse, Zonulafasern, Ziliarmuskel [Innervation], *Pupille* [Regelung ihres Durchmessers], Augenkammern, *Augeninnendruck, Glaukom,* Netzhaut, Sehbahn, Stauungspapille, Myopie, Hyperopie, Presbyopie [inklusive der Möglichkeiten ihrer Korrektur], grauer Star, Farbenblindheit) – *Sehbahn,* kortikale visuelle Areale – Aufbau des *Ohres* und der Hörbahn (Außenohr, Mittelohr, Gehörknöchelchen, Trommelfell, Eustachische Röhre, Innenohr, Corti-Organ, Gleichgewichtsorgan, kortikale auditorische Areale, Schwerhörigkeit, Presbyakusis, Taubheit, Tinnitus, Hörsturz, Menière-Krankheit) – *Gleichgewichtsorgan* (Lage, Aufbau, Schwindel [Formen und Ursachen]) – Geruchssinn (Aufbau und Lage der Sensoren, Bulbus olfactorius, Tractus olfactorius, kortikale Riechzentren, vomeronasales Organ) – *Geschmackssinn* (Unterteilung und Lage der Sensoren, afferente Fasern, kortikale gustatorische Areale) – *somatosensorisches System* mit einzelnen Modalitäten (Oberflächensensibilität, Tiefensensibilität, Temperatursinn [Sensoren, adäquate Reize, Bahnen, zugehörige kortikale Areale]) – Bau des *Muskels,* Muskeleigenreflexe – *Schmerzsinn* (schneller und *langsamer Schmerz,* Sensoren, *Prostaglandine, aufsteigende nozizeptive Bahnen* mit Verlauf und Neurotransmittern, *absteigendes schmerzhemmendes System* mit genauem Verlauf der Bahnen und verwendeten Transmittern, kortikale Areale, Bedeutung des Gyrus cinguli, *pharmakologische Möglichkeiten der Schmerzhemmung [antipyretische Analgetika, NMDA-Antagonisten, Opioide, Cannabinoide, Antidepressiva* und ihre *Wirkmechanismen],* chirurgische Eingriffe zur Schmerzbehandlung [Chordotomie, Sympathektomie, Lobotomie, Cingulotomie] – *Kopfschmerzen* (Ursachen von Kopfschmerzen, primäre Kopfschmerzen: *Migräne* und *Spannungskopfschmerz* [Symptomatik, Pathophysiologie, Therapiemöglichkeiten]) – *Schmerzen im muskuloskelettalen System* (degenerative Wirbelsäulenerkrankungen, Bandscheibenvorfall, Arthrose, entzündliche Erkrankungen, Fibromyalgiesyndrom).

2.2 Fragen

Einfachauswahlaufgaben

F2.1:	**Verengung der Pupille (sei es physiologisch durch starken Lichteinfall, sei es pathologisch oder toxisch bedingt) wird bezeichnet als:**
A)	Mydriasis
B)	Bulbus
C)	Exophthalmus
D)	Miosis
E)	Astigmatismus

F2.2:	**Welche Aussage gilt?**
A)	Impulse, die von der gesamten Retina des linken Auges kommen, gelangen in den linken primär-visuellen Kortex.
B)	Impulse, die von der gesamten Retina des linken Auges kommen, gelangen in den rechten primär-visuellen Kortex.
C)	Impulse, die auf die äußere (temporale) Seite der linken Retina kommen, gelangen in den rechten primär-visuellen Kortex.
D)	Gegenstände, die im linken Gesichtsfeld der betrachtenden Person stehen, gelangen (als Bild) in die linke Hemisphäre, wenn das rechte Auge geschlossen wird.
E)	Gegenstände, die im linken Gesichtsfeld der betrachtenden Person stehen, werden bei beidseits offenen Augen im rechten primär-visuellen Kortex abgebildet.

Mehrfachauswahlaufgaben

F2.3:	**Welche Aussagen treffen zu** *(3 Antworten)***?**
A)	Myopie geht häufig auf verminderte Brechkraft der Linse zurück.
B)	Presbyopie kann durch eine Sammellinse korrigiert werden.
C)	Bei Hyperopen (Weitsichtigen) ist der Bulbus in der Regel zu kurz.
D)	Der Myope setzt im Alter beim Lesen oft eine Zerstreuungslinse auf.
E)	Alterssichtige ohne Brille halten das zu Lesende weit vom Auge weg.

F2.4:	**Welche Aussagen treffen zu** *(3 Antworten)***?**
A)	Kammerwasser ist ein anderer Ausdruck für Tränenflüssigkeit.
B)	Glaukom ist ein anderer Ausdruck für „grüner Star“.
C)	Glaukom beruht üblicherweise auf erhöhtem Augeninnendruck.
D)	Zur Senkung des Augeninnendrucks setzt man Mydriatika ein.
E)	Zahlreiche Medikamente haben anticholinerge Nebenwirkungen und können damit den Augeninnendruck erhöhen.

F2.5:	**Welche der folgenden Aussagen treffen zu** *(3 Antworten)***?**
A)	Medizinischer Ausdruck für Altersschwerhörigkeit ist Presbyakusis.
B)	Ein Cerumen führt zu einseitiger Schallempfindungsschwerhörigkeit.
C)	Die Altersschwerhörigkeit betrifft (zumindest am Anfang) in besonderem Maße hohe Töne.
D)	Die Altersschwerhörigkeit ist i. Allg. durch Verhärtung des Trommelfells und Versteifung der Verbindungen zwischen den Gehörknöchelchen bedingt.
E)	Angeborene Taubheit kann die Folge von Rötelnembryopathie sein.

F2.6:	**Welche Aussagen treffen zu** *(3 Antworten)*?
A)	Das Gleichgewichtsorgan heißt in medizinischer Fachsprache Vestibularapparat.
B)	Labyrinth bezeichnet die Gänge von Hörorgan und Gleichgewichtsorgan im Innenohr.
C)	Die Nervenfasern von den Haarzellen des Gleichgewichtsorgans enden an den Cochleariskernen im Hirnstamm.
D)	Bei der Menière-Krankheit kommt es anfallsartig zu Schwindelzuständen, Ohrgeräuschen und einseitiger Schwerhörigkeit.
E)	Sacculus und Utriculus reagieren auf Drehbeschleunigungen.

F2.7:	**Welche Aussagen treffen nicht zu** *(3 Antworten)*?
A)	Die Neurone von den Riechzellen werden im Thalamus umgeschaltet und gelangen danach zum primär-somatosensorischen Kortex im Lobus parietalis.
B)	Als Sensoren für die Pheromone dienen gleichfalls die Riechzellen in der Regio olfactoria.
C)	Die Fasern des Riechorgans weisen (direkt oder indirekt) zahlreiche Verbindungen zu Strukturen des limbischen Systems auf.
D)	Nach chronischen Nebenhöhlenentzündungen kann es zur Anosmie kommen.
E)	Die Geschmacksknospen für die verschiedenen Geschmacksqualitäten sind gleichmäßig über die Zunge verteilt.

F2.8:	**Welche Aussagen sind zutreffend** *(3 Antworten)*?
A)	Die Sinnesmodalität, welche sich auf die Stellung von Gelenken und den Spannungszustand der Muskulatur bezieht, heißt Tiefensensibilität.
B)	Die Bahnen des somatosensorischen Systems erfahren eine letzte Umschaltung im Mittelhirn.
C)	Der Patellarsehnenreflex ist ein Beispiel für einen Muskeleigenreflex.
D)	Bei Läsionen im Rückenmark sind die Muskeleigenreflexe generell abgeschwächt.
E)	Der primär-somatosensorische Kortex ist somatotopisch gegliedert.

F2.9:	**Welche der folgenden Aussagen treffen zu** *(3 Antworten)*?
A)	Transmitter an der Synapse zwischen 1. und 2. Neuron der aufsteigenden Schmerzbahn sind endogene Opioide.
B)	Die analgetische Wirkung von Antidepressiva setzt schneller und bei geringeren Dosen ein als die stimmungaufhellende.
C)	Der Hauptangriffspunkt der Prostaglandinsynthesehemmer sind die Synapsen im Thalamus.
D)	Cannabinoide haben eine (zumindest) mäßige analgetische Wirkung.
E)	Bei schweren Schmerzen kann Cingulotomie Erleichterung bringen.

F2.10:	**Welche Aussagen sind zutreffend** *(3 Antworten)*?
A)	Migräneschmerzen bessern sich i. Allg. unter körperlicher Betätigung.
B)	Spannungskopfschmerz ist typischerweise pochend und einseitig.
C)	Die Bechterew-Krankheit ist v. a. durch Entzündung von Gelenken im Bereich der Wirbelsäule und des Brustkorbs charakterisiert und kann unbehandelt zu schweren Verkrümmungen führen.
D)	Osteoporose bei älteren Frauen kann Folge von Östrogenmangel sein.
E)	Das Fibromyalgiesyndrom (Fibrositissyndrom) ist u. a. durch unbestimmte, häufig die Lokalisation wechselnde Schmerzen charakterisiert.

F2.11: Welche Aussagen sind zutreffend *(3 Antworten)*?	
A)	Farbenblindheit bzw. Farbsinnanomalie tritt häufiger bei Frauen auf.
B)	Anticholinergika senken den Augeninnendruck.
C)	Die Eustachi-Röhre verbindet das Mittelohr mit dem Nasen-Rachen-Raum.
D)	Tinnitus kann Folge eines Akustikusneurinoms sein.
E)	Reizung innerer Organe kann sich durch Schmerzen an bestimmten Hautarealen bemerkbar machen.

2.3 Antworten mit Kommentaren; ergänzende Anmerkungen

AK2.1: Richtige Antwort ist *D*

Mydriasis heißt Weitstellung der Pupille (z. B. bei schwachem Licht, bei Einnahme von das sympathische Nervensystem stimulierenden Substanzen wie Kokain, Ecstasy, Amphetaminen, nach Einbringen eines Mydriatikums [Atropin und verwandter Stoffe] zum Studium des Augenhintergrundes); also ist **A falsch.** Bulbus ist allgemein die Bezeichnung für zwiebelförmige, runde Organe oder zwiebelförmig aufgetriebene Teile eines Organs (s. *EA2.1.1*); im Zusammenhang mit dem Auge bedeutet Bulbus Augapfel (Bulbus oculi); folglich ist **B falsch.** Exophthalmus bezeichnet das Heraustreten des Augapfels (z. B. bei der Basedow-Krankheit, einer Form der Schilddrüsenüberfunktion); also ist **C falsch.** Astigmatismus ist eine komplizierte (aber recht verbreitete und in der Regel wenig beeinträchtigende oder leicht korrigierbare) Brechungsanomalie am Auge, hervorgerufen durch eine ungleichmäßige Hornhautkrümmung; also ist **E falsch.** Als Miosis bezeichnet man eine Verkleinerung der Pupille, Miotika sind Stoffe, die diesen Zustand herstellen; somit ist **D richtig.**

EA2.1.1: Der Ausdruck Bulbus kommt häufig vor (s. auch *EA1.14.1*); z. B. heißt die dicke Auftreibung des Tractus olfactorius an der Basis des Frontallappens Bulbus olfactorius, Bulbus duodeni ist der verdickte Anfangsteil des Zwölffingerdarms; Bulbus [medullae spinalis] ist ein veralteter Ausdruck für Medulla oblongata, was sich noch im Adjektiv bulbär gehalten hat (z. B. bulbäre Form der Kinderlähmung).

AK2.2: Richtige Antwort ist *E*

Man muss sich dazu den Verlauf der Sehbahn vergegenwärtigen: Die von den Sehzellen der äußeren (temporalen) Netzhauthälften, also der linken Netzhauthälfte (Retina) des linken Auges und der rechten Retinahälfte des rechten Auges, ausgehenden Axone bilden die temporalen (auf der Schläfenseite) gelegenen Teile des linken und des rechten N. opticus, die von den Sehzellen der inneren (nasalen) Netzhauthälften kommenden Nervenfasern die nasalen Teile der beiden Nn. optici. Im Chiasma opticum kreuzen die nasalen Fasern zur Gegenseite, verbinden sich dort mit den nicht kreuzenden temporalen Anteilen des Sehnervs und ziehen als linker und rechter Tractus opticus zum linken und rechten Corpus geniculatum laterale des Thalamus, von da weiter ohne Kreuzung zum primär-visuellen Kortex im Okzipitallappen derselben Seite. Der linke Tractus opticus enthält also nur Fasern, die von den beiden linken Netzhauthälften kommen, der rechte nur Fasern, die von den Sehzellen der rechten Netzhauthälften ausgehen. Ein Gegenstand im rechten Gesichtsfeld der betrachtenden Person stimuliert die beiden linken Retinahälften der Augen und wird daher im primär-visuellen Kortex der linken Hemisphäre abgebildet (ein Gegenstand im linken Gesichtsfeld entsprechend im rechten primär-visuellen Kortex). Was von der linken Retinahälfte des linken Auges kommt, gelangt in den linken visuellen Kortex, was von der rechten Retinahälfte des linken Auges kommt, erreicht den rechten visuellen Kortex; somit ist **A falsch**, ebenso **B**. Stimulation der temporalen linken Retina aktiviert Fasern im temporalen Anteil des linken Sehnervs, der nach Umschaltung im Corpus geniculatum laterale des Thalamus schließlich den linken primär-visuellen Kortex stimuliert; also ist **C falsch**. Gegenstände, die im linken Gesichtsfeld der betrachtenden Person sich befinden, reizen die rechte (nasale) Retina des linken offenen Auges; da die nasalen Fasern kreuzen, geschieht die Abbildung im rechten primär-visuellen Kortex; also ist **D falsch**. Gegenstände im linken Gesichtsfeld werden im rechten visuellen Kortex abgebildet (egal, ob nur eines der Augen oder beide offen sind); somit ist **E richtig**.

AK2.3: Richtige Antworten sind *B*, *C* und *E*

Myopie bedeutet Kurzsichtigkeit; dabei brechen sich die Strahlen vor der Netzhaut, entweder weil der Bulbus (Augapfel) zu lang ist oder die Brechung zu stark (Letzteres ist dann meist auf zu starke Krümmung der Hornhaut zurückzuführen; s. *EA2.3.1*); also ist **A falsch.** Presbyopie (Alterssichtigkeit) resultiert aus verminderter Elastizität und daher reduzierter Brechkraft der Linse; das macht sich speziell dann bemerkbar, wenn maximale Krümmung der Linse verlangt ist, also bei der Nahakkommodation. Beim Lesen benutzen Alterssichtige daher eine Sammellinse, welche die Strahlen schon vor dem Auge bündelt (also eine Vorabbrechung leistet); somit ist **B richtig.** Haben Alterssichtige keine Brille zur Verfügung, brechen sich die Strahlen von einem nahen Gegenstand hinter der Netzhaut (werden nicht stark genug gebrochen). Halten sie die Zeitung weiter weg, reicht die Brechkraft ihrer Linse wieder aus, um scharf zu sehen (dann aber kleiner); also ist **E richtig.** Bei Hyperopen (Weitsichtigen) brechen sich die Strahlen hinter der Netzhaut. Das liegt aber in jungem Alter nicht an mangelnder Elastizität der Linse, sondern an einem zu kurzen Bulbus (zu korrigieren mit Sammellinse); somit ist **C richtig.** Myope (Kurzsichtige) erhalten eine Zerstreuungslinse (Dispersionslinse in Form von konkaven Augengläsern), damit sich Strahlen, die von einem entfernten Gegenstand kommen, auf der Netzhaut brechen können. Im Alter lässt natürlich auch bei Kurzsichtigen die Elastizität der Linse nach; haben sie nicht bifokale Gläser (unten für Nahsehen, oben für Sehen in die Ferne), nehmen sie beim Lesen die Zerstreuungslinse ab (dann reicht die unelastische Linse im Auge aus, Nahegelegenes auf der Retina des verlängerten Bulbus scharf abzubilden); also ist **D falsch.**

EA2.3.1: Ist zu starke Hornhautkrümmung an der Myopie schuld, lässt sich diese durch Laserbehandlung reduzieren. Auch wenn der Bulbus zu lang ist und die Hornhaut normal gekrümmt, lässt sich durch Reduktion der Krümmung normales Sehen erreichen; man muss sich vor Augen halten, dass die Hornhaut wesentlich stärker die Lichtstrahlen bricht als die Linse des Auges.

AK2.4: Richtige Antworten sind *B, C* und *E*

Tränenflüssigkeit wird an den außen gelegenen Tränendrüsen gebildet und dient v. a. der Befeuchtung der Bindehaut; hingegen geschieht die Bildung des Kammerwassers in der hinteren Augenkammer (zwischen Vorderseite der Linse und Rückseite der Iris); sie dient – neben der Benetzung von Linse und Iris – der Aufrechterhaltung eines gewissen Drucks im Augeninneren; also ist **A falsch.** Der graue Star (die Linsentrübung) heißt in der medizinischen Fachsprache Katarakt, der grüne Star Glaukom; somit ist **B richtig.** Der grüne Star (das Glaukom) beruht üblicherweise (nicht immer) auf erhöhtem Augeninnendruck (s. *EA2.4.1*); also ist **C richtig.** Zur Senkung des Augeninnendrucks kann man den Abfluss des Kammerwassers in der vorderen Augenkammer verbessern; die abfließenden Kanäle sind am weitesten geöffnet, wenn die Pupille eng ist (also bei Miosis); entsprechend werden Substanzen eingesetzt, welche die Pupille verengen (Miotika, z. B. Parasympathomimetika, Betarezeptorenblocker); Mydriatika (z. B. Atropin) würden durch Weitstellung der Pupille genau das Gegenteil bewirken; folglich ist **D falsch.** Viele Psychopharmaka, z. B. alle trizyklischen Antidepressiva und zahlreiche Neuroleptika (Antipsychotika), blockieren muskarinerge Acetylcholinrezeptoren (haben atropinähnliche Wirkung) und erweitern damit die Pupille mit der Gefahr, den Abfluss des Kammerwassers zu stören (s. *EA2.4.2* sowie *AK2.11*); also ist **E richtig.**

EA2.4.1: Die Gleichsetzung von Glaukom mit Erhöhung des Augeninnendrucks ist nicht ganz korrekt. Es handelt sich eigentlich um einen Schaden am N. opticus (genauer: an der Sehnervenpapille) mit der Folge zunehmender Erblindung; fast immer ist diese Veränderung auf erhöhten Augeninnendruck zurückzuführen; es gibt jedoch selten auch Glaukome bei normalem Innendruck (sogenanntes Normaldruckglaukom).

EA2.4.2: Man muss mindestens zwei Glaukomformen unterscheiden: Das eher chronisch verlaufende Weitwinkelglaukom, wo der Kammerwinkel mit den Abflusskanälen offen ist, und das oft zu schweren akuten Anfällen führende Engwinkelglaukom (Winkelblockglaukom); insbesondere Letzteres verschlechtert sich oft nach Gabe von Anticholinergika (z. B. trizyklischen Antidepressiva) und stellt somit eine definitive Kontraindikation für diese Medikamente dar. Generell sollte vor und während der Gabe vieler Psychopharmaka der Augendruck kontrolliert werden (was leider keineswegs immer geschieht).

AK2.5: Richtige Antworten sind *A, C* **und** *E*

Das griechische Wort „presbys" heißt alt und findet sich unter anderem in „Presbyopie" (Alterssichtigkeit) und „Presbyakusis" (Altersschwerhörigkeit); also ist **A richtig**. Die Altersschwerhörigkeit ist im Wesentlichen eine Erkrankung des Innenohrs (nämlich des Cortischen Organs mit Untergang von Sinnesrezeptoren [Haarzellen] und Neuronen); folglich ist **D falsch** (s. *EA2.5.1*). Zuerst gehen die Haarzellen in der Nähe des ovalen Fensters (am Anfang der Schnecke) zugrunde, also jene, die auf hohe Töne ansprechen; folglich geht die Hörgrenze (die eben noch zu hörende Frequenz) von circa 20000 Hz bei jungen Menschen im Alter auf etwa 5000 Hz zurück; somit ist **C richtig**. Cerumen ist ein Ohrpropf, der die Leitung des Schalls durch das Außenohr behindert; die Schallempfindung, für die ja Organe im Innenohr verantwortlich sind, ist dabei nicht gestört; also ist **B falsch**. Angeborene Taubheit kann verschiedene Ursachen haben (ist häufig auf Erbkrankheiten zurückzuführen); nicht selten ist aber auch eine Rötelnerkrankung der Schwangeren mit Befall des kindlichen Nervensystems schuld (Rötelnembryopathie); also ist **E richtig**. Insofern ist es richtig, bereits vor der Schwangerschaft zu überprüfen, ob Immunität gegen Röteln vorliegt und gegebenenfalls durch Impfung dafür zu sorgen.

EA2.5.1: Verhärtungen des Trommelfells spielen wohl keine wesentliche Ursache für Schwerhörigkeit. Schwerhörigkeit bedingen kann hingegen Verhärtung des ovalen Fensters und Fixierung des Steigbügels (Stapes), welcher den Schalldruck über das ovale Fenster in die Gänge der Schnecke überträgt. Diese Otosklerose ist eine nicht ganz seltene autosomal-dominant erbliche Erkrankung und im Wesentlichen durch eine Schallleitungsstörung charakterisiert.

AK2.6: Richtige Antworten sind *A, B* **und** *D*

Das Hörorgan ist die Cochlea (Schnecke), das Gleichgewichtsorgan wird Vestibularorgan oder Vestibularapparat genannt; also ist **A richtig.** Die komplizierten Gänge des Innenohrs, die das Gehör- und das Gleichgewichtsorgan bilden, werden in ihrer Gesamtheit auch als Labyrinth bezeichnet; folglich ist **B richtig.** Die Nervenfasern von den Sinneszellen des Corti- und des Gleichgewichtsorgans verlaufen ein Stück gemeinsam im N. VIII (N. vestibulocochlearis; früher auch N. statoacusticus genannt), trennen sich aber später und enden in verschiedenen Kernen des Hirnstamms: die Fasern vom Gehörorgan in den Cochleariskernen, die vom Vestibularorgan in den Vestibulariskernen; also ist **C falsch.** Bei der Menière-Krankheit kommt es anfallsartig zu Schwindelzuständen (typischerweise mit Übelkeit und Erbrechen), Ohrgeräuschen und einseitiger Schwerhörigkeit, die in eine dauernde Verminderung des

Hörvermögens übergehen kann (s. *EA2.6.1*); **D** ist somit **richtig.** Sacculus und Utriculus sind säckchenförmige Gebilde an der Basis des Gleichgewichtsorgans, die auf Linearbeschleunigungen, nicht auf Drehbeschleunigungen reagieren (s. *EA2.6.2*); also ist **E falsch.**

EA2.6.1: Die Menière-Krankheit mit zuweilen sehr heftiger Symptomatik ist in ihrer Ätiopathogenese nur teilweise geklärt. Nach einer Auffassung kommt es spontan zu Einrissen der diversen Membranen im Labyrinth, wobei sich Flüssigkeiten (Endo- und Perilymphe) verschieben und auf die diversen Sinneszellen des komplizierten Organs einwirken; nach einer anderen These kommt es (wahrscheinlich durchblutungsbedingt, z. B. bei Hypotonie) zu einem Ungleichgewicht zwischen Produktion und Resorption von Lymphe und übermäßiger Füllung der Hohlräume des Labyrinths mit Endolymphe. Therapie des akuten Anfalls ist v. a. gegen begleitende Übelkeit und Erbrechen gerichtet; in vielen Fällen kommt man langfristig um chirurgische Eingriffe nicht herum (Drainage zur Entlastung der Endolymphräume, Resektionen im Bereich des N. vestibulocochlearis).

EA2.6.2: Auf Drehbeschleunigungen (z. B. bei Schütteln des Kopfes) reagieren die Sinneszellen in den oberhalb von Sacculus und Utriculus gelegenen, in etwa senkrecht aufeinander stehenden drei Bogengängen. Nicht selten bilden sich in ihnen Verkalkungen, die bei Bewegen des Kopfes (z. B. beim Umdrehen im Bett) zu Schwindelzuständen führen, die zwar zunächst beunruhigend sind, aber nach Aufklärung über die Ursache schnell ihren Schrecken verlieren. Dieser benigne (gutartige) Lagerungsschwindel trifft v. a. Frauen im mittleren und höheren Lebensalter. Natürlich aber ist nicht jeder Schwindelzustand harmlos, sondern bedarf in der Regel genauerer Abklärung.

AK2.7: Richtige Antworten sind *A, B* **und** *E (richtige Antworten* **sind solche, wo die Aussagen** *nicht zutreffen)*

Die Riechzellen liegen in der Regio olfactoria der oberen Nasenmuschel; die davon ausgehenden Nn. olfactorii (zahllose dünne Fasern) durchbrechen die Schädelbasis und enden am Bulbus olfactorius, der kolbenförmigen frontalen Auftreibung des Tractus olfactorius an der Basis des Stirnlappens (s. *EA2.7.1*); dieser Tractus olfactorius endet in primären Riechzentren, die im Frontallappen vermutet werden; anders als bei den übrigen sensorischen Bahnen (z. B. Sehbahn, Hörbahn, nozizeptiven Bahnen) erfolgt hier offenbar keine Umschaltung an Thalamuskernen; der primär-somatosensorische Kortex hat auch nicht mit der Verarbeitung von Geruchseindrücken zu tun; somit ist Aussage **A richtig** (ist eine der gesuchten, *nicht zutreffenden* Feststellungen). Das limbische System (früher oft als Riechhirn bezeichnet) hat zahlreiche Verbindungen zu den Fasern des Geruchsorgans (s. *EA2.7.2*); also ist **C falsch** (weil *zutreffend als Aussage*). Pheromone (in erster Näherung, aber ungenau als „Sexuallockstoffe“ bezeichnet) dienen bei vielen Spezies der Kommunikation (z. B. zur Signalisierung der Paarungsbereitschaft); registrierendes Organ ist das vomeronasale Organ, welches aber nicht in der Regio olfactoria liegt, sondern weiter unten (s. *EA2.7.3*); also ist **B richtig** (gesuchte, *nicht zutreffende Aussage*). Anosmie (Verlust des Geruchssinnes) kann nach Entzündungen der Nebenhöhlen mit Zerstörung der Riechzellen auftreten; somit ist **D falsch** *(Aussage trifft zu,* als *Antwort* damit *falsch).* Die Geschmacksknospen für die diversen Geschmacksqualitäten (süß, salzig, sauer, bitter) sind ungleichmäßig über die Zungenoberfläche verteilt; beispielsweise wird süß v. a. an der Zungenspitze, bitter am Zungengrund, also hinten, empfunden; also ist **E richtig** *(nicht zutreffende Aussage).*

EA2.7.1: Der Nervus olfactorius (N. I), der erste Hirnnerv, ist eigentlich eine Ansammlung zahlloser kurzer und dünner Nerven (Nn. olfactorii), die in der Regio olfactoria der oberen Nasenmuschel entspringen und nach wenigen Millimetern im Bulbus olfactorius enden. Letzterer ist wie der anschließende Tractus olfactorius, streng genommen, nicht ein Hirnnerv, sondern ein Teil des Gehirns.

EA2.7.2: Die kortikalen Regionen, welche beim Menschen für die Geruchsempfindung zuständig sind, sind nur wenig bekannt. Das sogenannte Riechhirn, welches bei Tieren große Anteile des Gehirns ausmacht, besteht aus Bulbus olfactorius, Tractus olfactorius und archaisch aufgebauten (nur drei Zellschichten enthaltenden) kortikalen Arealen, die sich versteckt an der Innenseite des Temporallappens in der Nähe der Amygdala befinden.

EA2.7.3: Die Bedeutung des vomeronasalen Organs (Vomeronasalorgans, Jacobson-Organs) beim Menschen ist umstritten. Zwar ist es als schlauchförmiges Gebilde zumindest bei einem gewissen Prozentsatz von Personen nachzuweisen; ob der vomeronasale Nerv, der das Organ mit dem Bulbus olfactorius verbindet, nach der Embryonalzeit noch eine Bedeutung hat, ist fraglich. Immerhin gibt es Hinweise, dass auch beim Menschen bestimmte Verhaltensweisen (speziell auf dem Gebiet der Sexualität und Fortpflanzung) durch Pheromone gesteuert sein könnten (s. Köhler, 2010, S. 236f.). Auszuschließen scheint nach gegenwärtigem Erkenntnisstand aber nicht, dass einige Pheromone auch durch die gewöhnlichen Riechzellen registriert werden.

AK2.8: Richtige Antworten sind *A, C* und *E*

Tiefensensibilität (oder Propriozeption) umfasst die Registrierung und (teilweise) bewusste Wahrnehmung von Informationen aus Sensoren in Muskeln, Sehnen und Gelenken; sie liefert daher Informationen über die Stellung von Gelenken sowie den Spannungszustand von Muskeln und Sehnen; also ist Antwort **A richtig**. Die Bahnen des somatosensorischen Systems (und zwar sämtlicher Modalitäten) bestehen aus drei hintereinander geschalteten Neuronen (primär-, sekundär- und tertiär-afferentes Neuron); das vom Sensor ausgehende primär-afferente Neuron wird im Rückenmark oder Hirnstamm auf das sekundär-afferente Neuron umgeschaltet, welches stets in einem der modalitätsspezifischen Thalamuskerne endet. Dort geschieht die letzte Umschaltung (s. *EA2.8.1*) auf das tertiär-afferente Neuron, das im primär-somatosensorischen Kortex des Gyrus postcentralis endet; somit ist **B falsch** (*letzte Umschaltung* im *Thalamus,* nicht Mittelhirn). Der primär-somatosensorische Kortex ist somatotop gegliedert, d. h., einzelnen kortikalen Gebieten im Gyrus postcentralis entsprechen

Regionen des Körpers (s. *EA2.8.2*); also ist **E richtig**. Bei Muskeleigenreflexen (Muskeldehnungsreflexen) führt die Dehnung des Muskels (registriert durch Muskelspindeln als Sinnesrezeptor) zu Feuern afferenter Neurone, im Weiteren zur Übertragung der Erregung auf Motoneurone, also motorische Nervenzellen (mittels einer einzigen Synapse; daher monosynaptischer Reflex), und schließlich zur Kontraktion des gedehnten Muskels durch die feuernden Motoneurone, also motorische Nervenzellen; da der efferente Schenkel des Reflexes vom selben Muskel ausgeht, zu dem der afferente führt, spricht man auch von Muskeleigenreflex (s. *EA2.8.3*); Beispiele dafür sind u. a. der Achillessehnenreflex und der Patellarsehnenreflex (Kniesehnenreflex); also ist **C richtig**. In den geschilderten Reflexbogen greifen höhere Zentren (beispielsweise über die Pyramidenbahn) hemmend ein; bei Läsionen zentraler Strukturen sind daher die Eigenreflexe i. Allg. gesteigert (s. *EA2.8.4*); also ist **D falsch**.

EA2.8.1: Das gilt auch für andere sensorische Bahnen, z. B. die Sehbahn, die ihre letzte Umschaltung im Corpus geniculatum laterale des Thalamus erfährt, die (allerdings etwas komplizierter aufgebaute) Hörbahn mit Umschaltung im Corpus geniculatum mediale. Der Thalamus hat dabei eine wichtige Filterfunktion; nur was er durchlässt, kann an sensorischer Information zur Großhirnrinde gelangen und damit bewusst werden (Thalamus als „Tor zum Bewusstsein"). Keine wesentliche Rolle scheint der Thalamus allein im olfaktorischen System zu spielen.

EA2.8.2: Dabei entsprechen dicht sensibel innervierte Körperpartien (Lippen, Hand, speziell Daumen) im Vergleich zu ihrer Ausdehnung großen Kortexarealen. Der „somatosensorische Homunculus" ist also verzerrt (großes Gesicht, große Hände, große Füße, kleine Oberschenkel und kleiner Rumpf); eine ähnliche Verzerrung weist der „motorische Homunculus" auf.

EA2.8.3: Bei Fremdreflexen liegen Sensor (z. B. an einer Hautpartie) und Effektor (ein oder mehrere Muskeln) nicht im selben Organ; hier handelt es sich um einen polysynaptischen Reflex, wobei die Erregung verschiedene Höhen des Rückenmarks durchläuft (während beim Eigenreflex nur Neuronen eines Segments beteiligt sind). Fremdreflexe sind die diversen Fluchtreflexe: Reizt man z. B. schmerzhaft die Fußsohle, kontrahieren sich am selben Bein alle Beugemuskeln, während am anderen Bein die Gelenke gestreckt werden. Fremdreflexe finden sich im vegetativen Nervensystem, beispielsweise der gastrokolische Reflex. Füllung des Magens löst verstärkte Darmtätigkeit aus.

EA2.8.4: Eine Ausnahme liegt beim spinalen Schock vor: Direkt im Anschluss an eine Querschnittsläsion des Rückenmarks (z. B. nach einem Unfall) tritt eine schlaffe Lähmung mit Abschwächung der Muskeleigenreflexe auf; erst nach einigen Wochen finden sich gesteigerte Eigenreflexe (sowie Erhöhung des Tonus der nach wie vor gelähmten Muskeln, also eine spastische Lähmung).

AK2.9: Richtige Antworten sind *B, D* und *E*

Transmitter zwischen primär- und sekundär-afferentem Neuron der nozizeptiven Bahnen (also im Hinterhorn des Rückenmarks bzw. in sensiblen Hirnnervenkernen) sind vermutlich Glutamat und das Neuropeptid Substanz P (wohl als Kotransmitter);

also ist **A falsch** (s. *EA2.9.1*). Antidepressiva (besonders anscheinend die sowohl das serotonerge wie das noradrenerge System beeinflussenden trizyklischen) haben eine gewisse analgetische Wirkung, die oft schon nach Stunden oder Tagen einsetzt (im Gegensatz zur stimmungsaufhellenden, die i. Allg. Wochen auf sich warten lässt); auch reichen für die Schmerzhemmung teilweise recht kleine Dosen aus (s. *EA2.9.2*); also ist **B richtig**. Prostaglandinsynthesehemmer (z. B. Acetylsalicylsäure) erschweren die Bildung der die Nozizeptoren sensibilisierenden Prostaglandine, wirken also in erster Linie peripher (s. *EA2.9.3*); folglich ist **C falsch**. Cannabinoide, die Inhaltsstoffe der Hanfpflanze Cannabis sativa (bzw. Cannabis sativa var. indica) haben gewisse analgetische Wirkung (s. die entsprechenden Abschnitte in Köhler, 2014); somit ist **D richtig**. Die von Thalamuskernen ausgehenden tertiär-afferenten Neurone des nozizeptiven Systems führen nicht nur zum somatosensorischen Kortex im Parietallappen (wo die Lokalisation des Schmerzes stattfindet), sondern auch zu Regionen des limbischen Systems, u. a. zum in der Tiefe der Fissura interhemisphaerica gelegenen Gyrus cinguli, wo der Schmerz mutmaßlich seine affektive Komponente (in Form der unangenehmen Empfindung) erhält; bei schweren, sonst nicht therapierbaren Schmerzen kann Zerstörung von Teilen des Gyrus cinguli (Cingulotomie) die Schmerzen deutlich erträglicher machen (s. *EA2.9.4*); somit ist **E richtig**.

EA2.9.1: Die möglicherweise spezifisch analgetische Wirkung von Alkohol könnte durch Blockade von NMDA-Rezeptoren für Glutamat in den Hinterhörnern des Rückenmarks zu erklären sein; auch die stark analgetische Wirkung der ursprünglich als Narkosemittel eingesetzten, jetzt auch als psychotrope Substanzen fungierenden Phencyclidin (PCP, angel dust, Engelsstaub) und Ketamin dürfte sich auf Blockade von NMDA-Rezeptoren zurückführen lassen. Wären übrigens endogene Opioide dort Transmitter, so würden exogene Opioide (z. B. Morphin) die Übertragung an schmerzleitenden Bahnen verstärken, also genau das Gegenteil eines analgetischen Effektes haben. Opioide greifen bekanntlich fördernd in das *schmerzhemmende System* ein (v. a. durch Besetzung von Opiatrezeptoren im periaquäduktalen Grau des Mittelhirns und in den Hinterhörnern des Rückenmarks).

EA2.9.2: Dies spricht dagegen, dass der analgetische Effekt Folge der Stimmungsverbesserung ist. Antidepressiva verstärken mit ziemlicher Sicherheit die serotonerge und noradrenerge Übertragung an den absteigenden schmerzhemmenden Bahnen.

EA2.9.3: Es ist nicht auszuschließen, dass Acetylsalicylsäure auch zentral eingreift; gesichert ist bis jetzt aber nur der periphere Angriffspunkt.

EA2.9.4: Hier bestehen gewisse Unklarheiten: Der Gyrus cinguli als Hirnwindung, d. h. kortikale Struktur, ist vom Cingulum zu unterscheiden, die als basal, unterhalb des Gyrus cinguli gelegene Faserbahn diverse Hirnstrukturen (u. a. Gyrus cinguli und andere Teile des limbischen Systems) verbindet. Nach einigen Darstellungen besteht der operative Eingriff bei Cingulotomie in Zerstörung des Cingulums, nach anderen in der des Gyrus cinguli. Cingulotomie wird offenbar am häufigsten bei Zwangsstörungen durchgeführt, während man bei der operativen Schmerzbehandlung eher andere Verfahren einsetzt.

AK2.10: Richtige Antworten sind *C, D* **und** *E*

Migräneschmerzen werden – anders als Spannungskopfschmerz – typischerweise bei körperlicher Betätigung schlechter; also ist Antwort **A falsch**. Der Spannungskopfschmerz ist in aller Regel beidseitig und weist keinen pochenden Charakter auf (s. *EA2.10.1*); somit ist **B falsch**. Die Bechterew-Krankheit (M. Bechterew, Spondyl-[arthr]itis ankylopoetica, Spondylitis ankylosans) ist eine entzündliche Erkrankung, die v. a. die Rippen-Wirbel-Gelenke sowie die Zwischenwirbelgelenke betrifft und zu Versteifung der Wirbelsäule und Bewegungseinschränkungen im Brustkorb führt (s. *EA2.10.2*); also ist **C richtig**. Osteoporose ist gekennzeichnet durch Verlust von Knochensubstanz (Entkalkung) mit der Gefahr von Frakturen. Betroffen sind v. a. Frauen nach der Menopause, wobei der Östrogenmangel sicher eine sehr bedeutsame Rolle spielt (s. *EA2.10.3*); somit ist **D richtig**. Das Fibromyalgiesyndrom (Fibrositissyndrom), früher als Weichteilrheumatismus bezeichnet, ist charakterisiert durch unbestimmte, nicht immer gleich lokalisierte Schmerzen (s. *EA2.10.4*); somit ist **E richtig**.

EA2.10.1: Einseitigkeit und pochender Schmerzcharakter sind typische (wenn auch nicht unverzichtbare) Kennzeichen der Migräne. Es gibt vereinzelt auch beidseitig lokalisierte Migräneanfälle und (eher selten) solche, wo der (pulssynchron) pochende Schmerz vermisst wird.

EA2.10.2: Diese Erkrankung betrifft vorwiegend Männer und beginnt typischerweise vor dem dreißigsten Lebensjahr; hartnäckige Schmerzen im unteren Bereich der Wirbelsäule mit morgendlicher Steifigkeit sollte bei jungen Männern immer an Morbus Bechterew denken lassen; auch andere Erstsymptome, z. B. im Bereich der unteren Extremitäten (etwa Hüfte), kommen vor. Im Endstadium ist die Wirbelsäule so gut wie völlig versteift und häufig verkrümmt. Durch entzündungshemmende Medikamente und krankengymnastische Übungen lässt sich die Progression z. T. aufhalten und können gewisse Spätfolgen vermieden werden. Auch sollte man sehr darauf achten, dass die Patient*innen nicht in permanent gebückter Haltung arbeiten.

EA2.10.3: Durch (die bekanntlich nicht unumstrittene) Gabe von Östrogenen nach der Menopause lässt sich diese Entwicklung nachweislich aufhalten; auch regelmäßige Bewegung beugt bis zu einem gewissen Grade der Ausbildung von Osteoporose vor.

EA2.10.4: Die Ursache ist unklar; vielfach handelt es sich wohl auch eher um eine Verlegenheitsdiagnose.

AK2.11: Richtige Antworten sind *C, D* **und** *E*

Was umgangssprachlich als Farbenblindheit bezeichnet wird, ist in der Regel eine Farbenfehlsichtigkeit (Farbschwäche), eine mangelnde Empfindlichkeit für Rot-, Grün- oder Blau-Töne. Sie wird X-chromosomal-rezessiv vererbt und kommt daher deutlich häufiger bei Männern vor; **A** ist somit **falsch**. Anticholinergika wirken typischerweise dadurch, dass sie die muskarinergen Acetylcholinrezeptoren blockieren;

diese befinden sich u. a. dort, wo parasympathische Fasern ihre Zielorgane erreichen. Anticholinergika (etwa Atropin) hemmen daher den Parasympathikus, führen somit zur Weitstellung der Pupille und infolge davon unter Umständen zur Verlegung der Abflusskanäle für das Kammerwasser und zu erhöhtem Augeninnendruck. Dies ist besonders bei der Gabe von trizyklischen Antidepressiva und diversen Neuroleptika (Antipsychotika) zu beachten; Kontrolle des Augeninnendrucks vor und während der Behandlung mit diesen Substanzen ist daher sinnvoll, um nicht zu sagen unerlässlich; Antwort **B** ist nach dem Gesagten natürlich **falsch**. Die Eustachi-Röhre (Eustachische Röhre) ist ein länglicher Schlauch, der das Mittelohr (die Paukenhöhle) mit dem Nasen-Rachen-Raum verbindet und der Belüftung dient (wichtig für den Druckausgleich, z. B. beim Fliegen); andererseits können sich schnell über diesen Weg Infektionen in die Bereiche des Mittelohrs und die benachbarten Gebiete ausbreiten; **C** ist somit eine **richtige** Antwort. Ohrgeräusche (Tinnitus) sind in vielen Fällen harmlos und können oft nicht auf ihre Ursache zurückgeführt werden. Zuweilen (letztlich wohl eher selten) sind sie Zeichen eines Akustikusneurinoms, eines Tumors im Bereich des Hörnerven; **D** ist also **richtig**. Da nozizeptive Fasern von inneren Organen mit Fasern aus der Peripherie im Rückenmark zusammenstoßen und danach sich mit ihnen dieselben Neurone zur Leitung der Impulse ins Gehirn teilen, kann es passieren, dass Reizzustände innerer Organe, z. B. des Herzens im Rahmen eines Infarkts, als Schmerzen einer Hautregion wahrgenommen werden (hier des linken Innenarms, der sogenannten Headschen Zone des Herzens); das Phänomen wird auch als übertragener Schmerz bezeichnet; daher ist **E richtig**.

3 Biologisch-diagnostische Verfahren

3.1 Lernziele; wichtige Stichworte

Hier sollen wichtige Verfahren kennengelernt werden, die in der *medizinisch-psychiatrischen Diagnostik* zur Anwendung kommen und über deren Prinzip und Bedeutung psychologische Psychotherapeuten prinzipiell Bescheid wissen sollten.

Stichworte: Bildgebende Verfahren zum *Nachweis struktureller Veränderungen (Röntgenaufnahmen* mit und ohne Kontrastmittel, *Computertomografie, Kernspintomografie)* – bildgebende Verfahren zur *Erfassung funktioneller Veränderungen (funktionelle Kernspintomografie, Positronenemissionstomografie* [PET] und SPECT) – *psychophysiologische Verfahren, insbesondere EEG* (Spontan-EEG, Frequenzbänder und ihre Zuordnung zu Aktivierungszuständen, ereigniskorrelierte und *evozierte Potenziale*) – prinzipielle Kenntnis weiterer Verfahren und ihrer Aussagekraft (*EMG, EKG, EOG,* Prinzip der *Blutdruckmessung, elektrodermale Aktivität* [EDA]) – Untersuchung *neurochemischer Vorgänge* (Bestimmung von Transmittern und ihren Metaboliten, *Rezeptorbindungsstudien*).

3.2 Fragen

Einfachauswahlaufgaben

F3.1:	**Welches Verfahren eignet sich am wenigsten, um die aktuelle Aktivierung bestimmter Hirnstrukturen zu erfassen?**
A)	funktionelle Kernspintomografie
B)	Computertomografie
C)	EEG in Kombination mit Magnetenzephalografie
D)	Positronenemissionstomografie
E)	SPECT

F3.2:	**Welche Aussage ist richtig?**
A)	β-(beta)Wellen haben hohe Amplitude und niedrige Frequenz.
B)	β-(beta)Wellen treten bei Entspannung im Wachzustand mit geschlossenen Augen auf und können durch Öffnen der Augen zum Verschwinden gebracht werden.
C)	Tiefschlaf ist durch einen überwiegenden Anteil von α-(alpha)Wellen charakterisiert.
D)	θ-(theta)Wellen sind Indikator von (gröberer) Aktivierung.
E)	δ-(delta)Wellen haben beim Erwachsenen im Wachzustand in aller Regel eine pathologische Bedeutung.

F3.3:	**Welches psychophysiologische Verfahren zeigt keine erhöhte Aktivierung im REM-Schlaf an?**
A)	EOG (Elektrookulogramm)
B)	EEG (Elektroenzephalogramm)
C)	EMG (Elektromyogramm)
D)	EDA-Bestimmung (Messung der elektrodermalen Aktivität)
E)	EKG (Elektrokardiogramm)

Mehrfachauswahlaufgaben

F3.4:	**Welche der folgenden Aussagen treffen zu** *(2 Antworten)***?**
A)	Akustisch evozierte Potenziale geben eine Hilfe bei der Entscheidung, ob eine Taubheit nur vorgetäuscht ist.
B)	Die Konzentration von Neurotransmittern im Blut entspricht ihrer Konzentration im synaptischen Spalt.
C)	Zur Feststellung von Veränderungen der Hirngefäße dient die Koronarangiografie.
D)	Mittels optisch evozierter Potenziale lässt sich die Leitungsgeschwindigkeit im Sehnerven bestimmen.
E)	Bei psychischer Erregung steigt der elektrische Hautwiderstand.

F3.5:	**Welche Aussagen sind richtig** *(3 Antworten)***?**
A)	Mit einer Variante der Kernspintomografie (fMRT) lassen sich zeitliche Änderungen von Hirnaktivierung erfassen.
B)	Kernspintomografie hat i. Allg. ein höheres Auflösungsvermögen als Computertomografie.
C)	Kernspintomografie ist kostengünstiger als Computertomografie.
D)	Mit Computertomografie lassen sich nicht nur horizontale Schichten, sondern auch Schichten in anderen Schnittebenen darstellen.
E)	Die Strahlenbelastung bei der Computertomografie ist höher als bei der Kernspintomografie.

3.3 Antworten mit Kommentaren; ergänzende Anmerkungen

AK3.1: Richtige Antwort ist *B*

Mithilfe der funktionellen Kernspintomografie = funktionellen Magnetresonanztomografie (fMRT) lässt sich aufgrund der veränderten magnetischen Eigenschaften gut durchbluteter Hirnareale akute Aktivierung begrenzter Areale feststellen; also ist **A falsch** (gefragt war ja, was sich *am wenigsten* eignet). Das EEG allein zeigt in der Regel nur generelle Aktivierung an (würde also über allen Hirnarealen β-Wellen beim Lesen ergeben, obwohl v. a. der okzipitale Kortex aktiviert ist); in Kombination mit der augenblicklich noch wenig gebräuchlichen Magnetenzephalografie (MEG) soll Lokalisation des aktivierten Areals besser gelingen (s. *EA3.1.1*); also ist **C falsch**. Bei der Positronenemissionstomografie (PET) werden radioaktiv markierte Substanzen verabreicht (z. B. markierte Varianten des Zuckers Glukose), die sich besonders in stoffwechselaktiven Gebieten anreichern und von dort Strahlung emittieren; es handelt sich um ein gängiges Verfahren zur Erfassung regionaler Aktivierung; also ist **D falsch**. SPECT (Single Photon Emission Computerized Tomography) beruht auf ähnlichem Prinzip, zeigt aber speziell veränderten lokalen Blutfluss an (als Indikator des Aktivierungsgrades); also ist **E falsch**. Hingegen kann Computertomografie (ohne Zufuhr von Substanzen) nur länger andauernde strukturelle Veränderungen (z. B. Dichte und Größenveränderungen) zeigen (s. *EA3.1.2*); somit ist **B richtig** (gefragt wurde – wie erinnerlich – nach Verfahren, welches hierbei am wenigsten leisten kann).

EA3.1.1: Ob sich diese Methode durchsetzt, muss sich erweisen; Vorteil ist die Tatsache, dass (anders als bei PET und SPECT) keine radioaktiven Substanzen in den Körper eingebracht werden müssen. Augenblicklich steht das Verfahren nur in wenigen Labors zur Verfügung.

EA3.1.2: Computertomografie wird häufig mit CT abgekürzt; CCT bedeutet kraniale Computertomografie. Letztere ist zwar im Wesentlichen weniger leistungsfähig als die Kernspintomografie, ist aber beträchtlich preiswerter und bei manchen diagnostischen Fragestellungen (z. B. bei der Feststellung frischer Blutungen) sogar überlegen.

AK3.2: Richtige Antwort ist *E*

β-(beta)Wellen haben hohe Frequenz und niedrige Amplitude und zeigen sich vornehmlich im aktivierten Wachzustand, speziell bei geöffneten Augen; also sind **A und B falsch**. α-Wellen treten im entspannten Wachzustand (vorzugsweise bei geschlossenen Augen) auf, nicht aber wesentlich im Tiefschlaf; dieser ist durch Überwiegen der sehr langsamen δ-(delta-)Wellen charakterisiert; folglich ist **C falsch**. θ-(theta-) Wellen sind ebenfalls langsam (wenn auch von höherer Frequenz als δ-Wellen) und zeigen nicht Aktivierung, sondern starke Entspannung an, kommen v. a. beim Einschlafen und im leichten Schlaf vor (im Tiefschlaf nur zu eher kleinen Anteilen); also ist **D falsch**. δ-Wellen kennzeichnen tiefe Schlafphasen (s. *EA3.2.1*); zumindest bei Erwachsenen gilt ihr Auftreten im Wachzustand als pathologisch (s. *EA3.2.2*); somit ist **E richtig.**

EA3.2.1: Es gilt die Regel: Je höher die Frequenz, desto stärkere Aktivierung zeigt das Wellenband an. β-Wellen sind höher frequent als α-Wellen, diese schneller als θ-Wellen; δ-Wellen sind am langsamsten. Je höher die Frequenz, desto geringer die Amplitude (β-Wellen am niedrigsten, δ-Wellen am größten).

EA3.2.2: Ihr Auftreten kann beispielsweise auf Hirndrucksymptomatik oder toxische Veränderungen hinweisen.

AK3.3: Richtige Antwort ist *C*

Im EOG zeigen sich die den REM-Schlaf charakterisierenden schnellen Augenbewegungen, im EEG finden sich der Aktivierung entsprechende schnelle, kleine Wellen (im Wesentlichen im α- oder ß-Bereich); also sind **A und B falsch.** Messung der elektrodermalen Aktivität, beispielsweise der Hautleitfähigkeit (SCL), zeigt höhere Werte an (im Sinne von Aktivierung), im EKG findet sich schneller Herzrhythmus; also sind **D und E falsch.** Hingegen ist (paradoxerweise) die Muskelspannung (die sonst ebenfalls bei Aktivierung ansteigt) hier erniedrigt; entsprechend zeigt das EMG, welche die mit der Muskelanspannung korrelierenden elektrischen Potenziale über Muskeln misst, niedrige Werte an; somit ist **C richtig**.

AK3.4: Richtige Antworten sind *A* und *D*

Akustisch evozierte Potenziale sind mittels spezieller Analysen im EEG festzustellende elektrische Veränderungen im Gehirn als Reaktion auf einen akustischen Reiz. Zeigen sich solche Veränderungen, kann man folgern, dass der akustische Apparat, die afferenten Neurone und kortikale Zentren den Stimulus in korrekter Weise verarbeitet haben; damit liegt die Folgerung nahe, dass der Patient*die Patientin nur Taubheit simuliert (s. *EA3.4.1*); also ist **A richtig.** Die Zeit zwischen Darbietung des optischen Reizes und Erscheinen optisch evozierter Potenziale gibt u. a. einen Hinweis auf die Leitungsgeschwindigkeit im N. opticus (s. *EA3.4.2*); somit ist **D richtig.** Neurotransmitter durchqueren in der Regel nicht die Blut-Hirn-Schranke, sondern werden in den Neuronen i. Allg. aus liquorgängigen Vorstufen synthetisiert. Insofern sagt die Konzentration im Blut (z. B. von Noradrenalin, welches auch vom Nebennierenmark abgegeben wird) nichts über die Verhältnisse an den Synapsen im Gehirn; also ist **B falsch.** Bei der Angiografie stellt man Gefäße röntgenologisch nach Einführung eines Kontrastmittels dar; Koronarangiografie leistet aber natürlich Darstellung der Koronarien (Herzkranzgefäße), nicht der Hirngefäße; also ist **C falsch.** Bei psychischer Erregung steigt die elektrische Leitfähigkeit der Haut und sinkt der Hautwiderstand; somit ist **E falsch.**

EA3.4.1: Theoretisch könnten Patient*innen den Reiz trotzdem nicht wahrnehmen; bewusste Täuschung ist aber mit diesem Verfahren praktisch auszuschließen.

EA3.4.2: Die Latenz bis zum Auftreten optisch evozierter Potenziale kann bei Multipler Sklerose verlängert sein, wo häufig durch Untergang der Markscheiden im Bereich des Sehnerven eine Verzögerung der Leitungsgeschwindigkeit auftritt.

AK3.5: Richtige Antworten sind *A, B* **und** *E*

Die funktionelle Kernspintomografie (fMRT), welche auf der Veränderung magnetischer Eigenschaften sauerstoffreicher Gewebe basiert, hat ein ähnlich hohes räumliches Auflösevermögen wie die gewöhnliche MRT, kann aber auch zeitliche Veränderungen der Aktivität (wegen entsprechender Veränderungen des Sauerstoffgehalts) erfassen; also ist **A richtig.** Die Kernspintomografie hat i. Allg. ein höheres Auflösungsvermögen als die Computertomografie (s. jedoch *EA3.5.1*), ist aber – allein schon von den Kosten bei Anschaffung der Apparate her – deutlich teurer; somit ist **B richtig, C falsch.** Mit Computertomografie gelingt – anders als mit der Kernspintomografie – nur Darstellung horizontaler Schichten; also ist **D falsch.** Da es sich beim CT um eine vielfach wiederholte Röntgenaufnahme handelt, ist die Strahlenbelastung sehr hoch, deutlich höher als beim MRT; daher ist **E richtig.**

EA3.5.1: Bei der Erfassung frischer Blutungen, beispielsweise in den Subarachnoidalraum, scheint allerdings die CCT der kranialen Kernspintomografie überlegen zu sein.

4 Synaptische Übertragung und ihre Beeinflussung; Grundlagen der Psychopharmakotherapie; biologische Grundlagen und biologische Behandlung psychischer Störungen

4.1 Lernziele; wichtige Stichworte

Hier sollen zunächst der *Aufbau von Synapsen,* die *Vorgänge der synaptischen Übertragung* mit den *wichtigsten Transmittern* sowie *prinzipielle Möglichkeiten der Beeinflussung dieser Vorgänge* erarbeitet werden.

Stichworte: Ionenverteilung im Intra- und Extrazellulärraum – *Ruhe-* und *Aktionspotenzial* (Entstehung und Weiterleitung); *EPSP* und *IPSP* (exzitatorisches und inhibitorisches postsynaptisches Potenzial) – *erregende* und *hemmende Synapsen* – *Ionenkanal-* und *G-Protein-gekoppelte (metabotrope) Rezeptoren; Second-messenger-Prozesse* (Bedeutung von Adenylylzyklase, cAMP, Phosphodiesterase) – *präsynaptische Autorezeptoren* – *Transmitter* (Einteilung in Klassen, Koexistenz, Subtypen von Rezeptoren und Möglichkeiten ihrer Identifizierung) – *Aminosäuretransmitter* (GABA und Glutamat, zugehörige Rezeptoren) – *Dopamin* (Synthese, Inaktivierung, Typen Dopaminrezeptoren, Bedeutung für psychische Störungen) – *Noradrenalin* (Synthese, Inaktivierung, Einteilung der Noradrenalinrezeptoren, Bedeutung für psychische Störungen) – *Serotonin* (Synthese, Inaktivierung, Typen von Serotoninrezeptoren, Bedeutung für psychische Störungen) – *Acetylcholin* (Synthese, Inaktivierung, Einteilung der Acetylcholinrezeptoren nach ihren pharmakologischen Eigenschaften, Bedeutung für psychische Störungen) – *endogene Opioide* (Charakterisierung, Opioidrezeptoren mit ihren Subtypen und deren Lokalisation) lösliche Gase und ihre Bedeutung (speziell im Gefäßsystem) – *Möglichkeiten der pharmakologischen Beeinflussung der synaptischen Übertragung* (agonistische und antagonistische Effekte mit ihren wichtigsten Varianten einschließlich Beispielen).

Weiter sollen die *wichtigsten Gruppen von Psychopharmaka,* ihre Wirkmechanismen und Indikationen, zudem *Nebenwirkungen* und *Kontraindikationen* bekannt sein.

Stichworte: Neuroleptika (Antipsychotika) (Unterteilung in *klassische* und *atypische* Neuroleptika, angenommene Wirkmechanismen, klinische Effekte, Indikationen [Schizophrenie, manische Episoden, schizoaffektive Störungen, weitere Indikationen, z. B. Sedierung im Rahmen demenzieller Syndrome], Wirkmechanismen [Effekte auf die verschiedenen Typen von *Dopaminrezeptoren,* Noradrenalinbindungsstellen, Wirkungen auf Acetylcholin-, Histamin- und Serotoninrezeptoren, eventuell auch auf

NMDA-Bindungsstellen für Glutamat], Nebenwirkungen *[neuroleptisch induziertes Parkinson-Syndrom, Frühdyskinesien, Akathisie, Spätdyskinesien,* Beeinflussung der *Krampfschwelle,* Beeinflussung des *Prolactinspiegels, daraus resultierende Nebenwirkungen, Wirkungen auf den Zucker- und Fettstoffwechsel speziell bei einigen atypischen Antipsychotika, Störung der Gewichtsregulation, Blutbildveränderungen; anticholinerge Effekte]) – Antidepressiva* (Unterteilung, angenommene Wirkmechanismen, klinische Effekte [Wirkung auf *Stimmung* und *Antrieb*], Indikationen [Therapie und Prophylaxe *depressiver Episoden,* weitere Indikationen, z. B. *Zwangsstörungen, Essstörungen, Angststörungen, Impulskontrollstörungen, Schmerzbehandlung*], Wirkmechanismen [Effekte auf *Carrierproteine, präsynaptische Autorezeptoren, MAO, MAO-A,* Wirkung auf *Histaminrezeptoren],* Nebenwirkungen *[anticholinerge Effekte, Gewichtsveränderungen;* Beeinflussung von *Sexualvorgängen, Antriebssteigerung, Sedierung, manische Symptomprovokation, Suizidermöglichung]) – Substanzen zur Phasenprophylaxe affektiver Störungen* (*Lithium* [Wirkungen, Wirkmechanismen, Indikationen], *Antikonvulsiva* [Arten, Wirkungen, Wirkmechanismen, Indikationen]) – *Substanzen zur Behandlung manischer Episoden – Anxiolytika, Sedativa und Hypnotika* (Subgruppen mit ihren verschiedenen Wirkmechanismen) – *Antidementiva* (Subgruppen, Angriffspunkte, Indikationen) – *Medikamente zur Behandlung substanzbedingter Störungen* (Formen *[Entgiftungsmittel, Entwöhnungsmittel, Substitutionsmittel],* Wirkungen, Angriffspunkte) – *Medikamente zur Behandlung extrapyramidaler Symptome – Analgetika* (Unterformen, Angriffspunkte) – *Psychostimulanzien.*

Nicht-pharmakologische biologische Behandlungsmöglichkeiten: EKT = Elektrokrampftherapie (Indikationen, Ablauf, Wirksamkeit, Nebenwirkungen); transkranielle Magnetstimulation, Vagusstimulation, Schlafentzug, Lichttherapie. Zudem sind die *wichtigsten psychischen Störungen* mit ihren *Symptomen,* ihrem *Verlauf,* ihren *biologischen Grundlagen* und *biologischen Behandlungsmöglichkeiten* als bekannt vorauszusetzen.

Stichworte: Schizophrenie (Positiv- und Negativsymptome, Dopamin-, Hypofrontalitäts-, Glutamathypothese, ätiologische Theorien [genetische Disposition, intrauterine und perinatale Schädigungen, mögliche Rolle von Cannabiskonsum], *Pharmakotherapie* inklusive Nebenwirkungen [*extrapyramidale Symptome,* speziell *Parkinson-Syndrom* und *Spätdyskinesien,* Wirkungen auf den *Prolactinspiegel* mit Folgen wie Gynäkomastie, Galaktorrhö, Störungen der Sexualfunktionen, Gewichtszunahme, Stoffwechselveränderungen, metabolisches Syndrom]) – *affektive Störungen (depressives* und *manisches Syndrom;* Formen depressiver Störungen; Erklärung der Begriffe primäre und sekundäre Depressionen, bipolare Störungen, rapid cycling, biologische Befunde bei depressiv Gestörten [Veränderungen des Schlafs, negativer Ausfall des Dexamethason-Suppressionstests, weitere endokrine Besonderheiten, speziell in Hinblick auf die Schilddrüsenhormone], *biologische Grundlagen* affektiver Störungen [*Monoaminhypothesen* und ihre Belege, Gegenargumente], Typen von *Antidepressiva,* angenommene Wirkmechanismen und Nebenwirkungen, Augmentationsstrategien; weitere biologische Therapieverfahren *[Elektrokrampftherapie, Schlafentzug, Lichttherapie];* Medikamente zur *Behandlung manischer Syndrome* und zur *Prophylaxe* unipolarer und bipolarer affektiver Störungen (hier speziell auch die Diskussion über den Einsatz atypischer Neuroleptika [Antipsychotika] zur Kenntnis nehmen) – *Zwangsstörungen* (Formen, biologische Grundlagen [insbesondere *Serotonin-* und *Basalganglienhypothese*], biologische Behandlung inklusive *psychochirurgischer Interventionen) – Angst- und Belastungsstörungen* (Formen, Verläufe, biologische Grundlagen und biologische Behandlung) – *Persönlichkeitsstörungen* (Unterformen *schizotype* Persönlichkeitsstörung, *Borderline-Persönlichkeitsstörung, dissoziale/antisoziale* Persönlichkeitsstörung mit Symptomen, Verlauf, biologischen Grundlagen und biologischer Behandlung) – *Demenzen* (*Beschreibung des demenziellen Syndroms, Ursachen von Demenzen* und ihre biologischen Grundlagen; Demenz bei *Alzheimer-Krankheit* [Besonderheiten des Verlaufes im Vergleich zur vaskulären Demenz, Alzheimer-Fibrillen, senile oder Amyloidplaques, Störung der Acetylcholinsynthese, biologische Behandlung mit *Acetylcholinesterasehemmern* und NMDA-Antagonisten, weitere Antidementiva und Nootropika], vaskuläre Demenz [Besonderheiten des Verlaufs, Risikofaktoren, Therapie], Demenz bei *weiteren Krankheiten* [Parkinson-Krankheit, Huntington-K., Creutzfeldt-Jakob-K., Pick-K., AIDS-Demenz; Schilderungen der weiteren Symptome der genannten Krankheiten, ihrer Verläufe und der Behandlungsmöglichkeiten).

4.2 Fragen

Einfachauswahlaufgaben

F4.1:	**Welche Aussage trifft nicht zu?**
A)	Natriumionen liegen vorwiegend außerhalb, Kaliumionen vorwiegend innerhalb der Neurone.
B)	Im Ruhezustand ist das Neuron gegenüber dem Extrazellulärraum negativ geladen.
C)	Wird die Negativierung im Inneren des Neurons noch größer, spricht man von Depolarisation.
D)	Wird die kritische Schwelle von etwa –60 mV erreicht, entsteht ein Aktionspotenzial.
E)	Im Laufe des Aktionspotenzials kommt es zunächst zum Einströmen von Natriumionen ins Neuron, dann zum Austritt von Kaliumionen in den Extrazellulärraum.

F4.2:	**Welcher Transmitter gehört weder zur Gruppe der Monoamine noch zu den Aminosäuren?**
A)	Serotonin
B)	Acetylcholin
C)	Glutamat
D)	Dopamin
E)	Noradrenalin

F4.3:	**Psychopharmaka welcher Gruppe wirken vornehmlich über Reuptake-Hemmung?**
A)	klassische Neuroleptika
B)	atypische Neuroleptika
C)	trizyklische Antidepressiva
D)	MAO-Hemmer
E)	Benzodiazepine

F4.4:	**Nicht agonistisch bei der synaptischen Übertragung wirkt:**
A)	Blockade präsynaptischer Autorezeptoren
B)	Hemmung der Phosphodiesterase
C)	Blockade postsynaptischer Rezeptoren
D)	Blockade von Carrierproteinen
E)	Gabe von Präkursoren

F4.5:	**Welche der folgenden Substanzen (bzw. Substanzgruppen) ist am wenigsten zur Phasenprophylaxe bipolarer Störungen geeignet?**
A)	Valproinsäure
B)	Antikonvulsiva
C)	Lithiumsalze
D)	trizyklische Antidepressiva
E)	Carbamazepin

Mehrfachauswahlaufgaben

F4.6:	**Welche der folgenden Aussagen sind richtig** *(2 Antworten)***?**
A)	Rezeptoren für GABA kontrollieren Chloridkanäle.
B)	Die Serotoninbindungsstellen teilt man in nikotinerge und muskarinerge ein.
C)	5-HT ist eine gebräuchliche Abkürzung für Serotonin.
D)	Acetylcholin wird durch Reuptake inaktiviert.
E)	Die Dopaminbindungsstellen teilt man in α- und β-Rezeptoren ein.

F4.7:	**Welche Aussagen sind zutreffend** *(2 Antworten)***?**
A)	Das Risiko für die Entwicklung von Spätdyskinesien ist bei atypischen Neuroleptika etwas geringer als bei klassischen.
B)	Der Entwicklung von Spätdyskinesien lässt sich gut durch Gabe von Biperiden (z. B. Akineton®) vorbeugen.
C)	Biperiden (z. B. Akineton®) hat einen euphorisierenden Effekt und wird daher von den Patient*innen i. Allg. nicht ungern eingenommen.
D)	Neuroleptika (Antipsychotika) erhöhen die Krampfschwelle.
E)	Brustwachstum (Gynäkomastie) und Milchfluss (Galaktorrhö) werden bei atypischen Neuroleptika selten als Nebenwirkung beobachtet.

F4.8:	**Welche Effekte sind als anticholinerge Nebenwirkungen trizyklischer Antidepressiva nicht zu erwarten** *(2 Antworten)***?**
A)	Mundtrockenheit
B)	Akkommodationsstörungen
C)	Harninkontinenz
D)	Obstipation
E)	Erniedrigung des Augeninnendrucks

F4.9:	**Wie wirken Präparate aus der Gruppe der trizyklischen Antidepressiva nie** *(2 Antworten)***?**
A)	antikonvulsiv
B)	antriebssteigernd
C)	analgetisch
D)	sedierend
E)	antimanisch

F4.10:	**Mit welchen Nebenwirkungen der SSRI muss nicht selten gerechnet werden** *(3 Antworten)***?**
A)	Sedierung
B)	verzögerte Ejakulation
C)	Übelkeit
D)	Harnverhaltung
E)	Agitiertheit

F4.11:	**Bei welchen Substanzen bzw. Medikamenten handelt es sich um Substitutionsmittel** *(3 Antworten)*?
A)	Acamprosat (Campral®)
B)	L-Polamidon®
C)	Disulfiram (Antabus®)
D)	Buprenorphin (Subutex®)
E)	Levomethadon

F4.12:	**Zu den antipyretischen Analgetika gehören** *(2 Antworten)*:
A)	Paracetamol
B)	Morphin
C)	Acetylsalicylsäure
D)	Tetrahydrocannabinol
E)	Methadon

F4.13:	**Welche Aussagen sind richtig** *(2 Antworten)*?
A)	Biologische Grundlage der schizophrenen Positivsymptomatik ist Überaktivität mesolimbischer cholinerger Bahnen.
B)	Die perniziöse Katatonie ist heute noch oft Indikation für eine Elektrokrampftherapie.
C)	Die Halluzinationen bei Schizophrenen sind typischerweise optischer Natur.
D)	Die Elektrokrampftherapie (EKT) besteht in der Erzeugung eines schmerzhaften Schocks an wachen Patient*innen.
E)	Die Insulin-Koma-Therapie zur Behandlung der Schizophrenie ist heute (zumindest in westlichen Ländern) obsolet.

F4.14: Für neuere Entwicklungen von MAO-Hemmern gilt *(2 Antworten)*:	
A)	Die diätetischen Einschränkungen sind ähnlich stark wie bei den älteren MAO-Hemmern.
B)	Sie blockieren keine Histaminrezeptoren.
C)	Sie wirken stark anticholinerg.
D)	Sie weisen nicht die für Antidepressiva typische Wirklatenz auf.
E)	Bei älteren Patient*innen ist ihr therapeutischer Einsatz wahrscheinlich weniger risikoreich als der von trizyklischen Antidepressiva.

F4.15: Für Spätdyskinesien gilt *(3 Antworten)*:	
A)	Sie sind zuweilen mit Tiaprid (Tiapridex®) gut zu behandeln.
B)	Sie sind v. a. hypokinetisch.
C)	Sie sind zu einem nicht unbeträchtlichen Prozentsatz irreversibel.
D)	Sie sind mit Biperiden (z. B. Akineton®) wirksam therapierbar.
E)	Sie treten oft nach Absetzen der Neuroleptika (Antipsychotika) auf.

F4.16: Für die atypischen Neuroleptika (Antipsychotika) gilt *(2 Antworten)*:	
A)	Frühe extrapyramidale Nebenwirkungen sind geringer als bei klassischen Neuroleptika.
B)	Sie sind ähnlich kostengünstig wie klassische Neuroleptika.
C)	Brustwachstum und Milchfluss werden deutlich seltener als bei klassischen Neuroleptika beobachtet.
D)	Sie wirken möglicherweise besser als die klassischen Neuroleptika bei Minussymptomatik.
E)	Bis jetzt sind noch keine Fälle von Spätdyskinesien nach atypischen Neuroleptika beschrieben worden.

F4.17: Welche Aussagen treffen zu *(3 Antworten)***?**	
A)	Die verschiedenen Typen von Antidepressiva lassen sich problemlos miteinander kombinieren.
B)	Bei schweren, therapieresistenten Zwangsstörungen ist (insbesondere in den USA) Cingulotomie eine nach wie vor eingesetzte Behandlungsmethode.
C)	Ein zur Diskussion stehender Wirkmechanismus von Elektrokrampftherapie bei depressiven Episoden ist die Herabsetzung der Zahl oder Empfindlichkeit postsynaptischer Rezeptoren.
D)	Bei Patient*innen mit posttraumatischer Belastungsstörung ist die Gabe von Benzodiazepinen die Behandlungsmethode der Wahl.
E)	Buspiron wirkt anxiolytisch, ohne zu sedieren.

F4.18: Was gehört zu den Antidementiva *(2 Antworten)***?**	
A)	Der NMDA-Antagonist Memantin
B)	Benzodiazepine
C)	Barbiturate
D)	Acetylcholinesterasehemmer
E)	Biperiden (z. B. Akineton®)

F4.19: Welche Aussagen treffen zu *(2 Antworten)***?**	
A)	Im Gegensatz zu Gesunden sind bei depressiv Gestörten häufig die REM-Phasen in die zweite Nachthälfte verschoben.
B)	Negativer Ausfall des Dexamethason-Suppressionstests spricht für eine Störung im System Hypothalamus-Hypophyse-Schilddrüse.
C)	Sekundäre Depressionen gehen nicht selten auf Hypothyreose zurück.
D)	Bei der Borderline-Persönlichkeitsstörung liegt v. a. eine Dysfunktion des dopaminergen Systems vor.
E)	L-Tryptophan ist ein Serotonin-Präkursor.

F4.20: Für Lithiumsalze gilt *(3 Antworten)*:	
A)	Während depressiver Phasen ist ihre Wirkung eher augmentativ.
B)	Ihre therapeutische Breite ist hoch.
C)	Bei Beendigung einer Lithiumtherapie sollte auf Ausschleichen geachtet werden.
D)	Ihre Überlegenheit gegenüber Carbamazepin zeigt sich v. a. bei „rapid cyclern“.
E)	Besonders ist die suizidvorbeugende Wirkung der Phasenprophylaxe mit Lithium hervorzuheben.

F4.21: Für Benzodiazepine gilt *(3 Antworten)*:	
A)	Ihre therapeutische Breite ist groß.
B)	Sie wirken auch antikonvulsiv.
C)	Zur Schlafinduktion setzt man v. a. solche mit langer Halbwertszeit ein.
D)	Sie wirken über einen Antagonismus am $GABA_A$-Rezeptorkomplex.
E)	Bei abruptem Entzug können epileptische Anfälle auftreten.

F4.22: Welche Psychopharmaka sind nachgewiesenermaßen wirksam bei Zwangsstörungen *(2 Antworten)*?	
A)	Clomipramin (z. B. Anafranil®)
B)	Amitriptylin (z. B. Saroten®)
C)	SSRI
D)	Clomethiazol (Distraneurin®)
E)	Acetylcholinesterasehemmer

F4.23: Welche Aussagen sind nicht zutreffend *(2 Antworten)*?	
A)	Als eine biologische Grundlage von Panikattacken wird erhöhte Feuerung von noradrenergen Neuronen aus dem Locus caeruleus vermutet.
B)	Im Gegensatz zur vaskulären Demenz beginnt die Alzheimer-Demenz oft plötzlich und zeigt sprunghaften Verlauf.
C)	Auch bei AIDS kann ein demenzielles Syndrom auftreten.
D)	Weitgehend charakteristisch für die Alzheimer-Krankheit ist eine Verklumpung von Neurofibrillen.
E)	Die Multiinfarktdemenz ist eine Sonderform der Demenz bei Huntington-Krankheit.

F4.24: Welche Aussagen sind richtig *(3 Antworten)*?	
A)	Der selektive und reversible MAO-Hemmer Moclobemid ist zur Behandlung der sozialen Phobie zugelassen.
B)	Der partielle Serotoninagonist Buspiron ist wirksam bei Panikstörung, nicht aber bei Generalisierter Angststörung.
C)	Die Behandlung der gestörten Impulskontrolle bei der dissozialen (antisozialen) Persönlichkeitsstörung kann mit SSRI versucht werden.
D)	Panikattacken lassen sich bei disponierten Personen mit CO_2-Atmung oder Lactatinfusionen provozieren.
E)	Der therapeutische Schlafentzug dient zur Behandlung manischer Episoden.

F4.25: Welche Aussagen sind richtig *(3 Antworten)*?	
A)	Der bei der EKT induzierte epileptische Anfall sollte mindestens 10 Minuten dauern, um therapeutische Wirksamkeit zu besitzen.
B)	Ähnlich wie Lithiumsalze wirken Schilddrüsenhormone (z. B. Thyroxin) oft augmentativ bei Depressionen.
C)	Bei depressiver Symptomatik einer jüngeren Person sollte man eine Thyreoiditis Hashimoto ausschließen.
D)	Bei der Dysthymie sind Antidepressiva kontraindiziert.
E)	Bipolare Störungen treten sehr oft familiär gehäuft auf.

F4.26: Welche Aussagen sind richtig *(3 Antworten)*?	
A)	Acetylcholinesterasehemmer sind Cholinantagonisten.
B)	Die klinische Wirksamkeit von Johanniskraut (Hypericum) ist nicht erwiesen und deshalb sind Medikamente mit diesem Inhaltsstoff auch nicht verschreibungsfähig.
C)	Lithiumsalze haben eine stark teratogene (den Embryo schädigende) Wirkung.
D)	Die häufigste Demenzform ist die Alzheimer-Demenz (Demenz bei Alzheimer-Krankheit).
E)	Zum metabolischen Syndrom (keineswegs seltene Nebenwirkung diverser atypischer Antipsychotika) gehört u. a. eine Erhöhung der Blutfettwerte.

F4.27: Welche Aussagen sind richtig *(3 Antworten)*?	
A)	AChE-I findet sich häufig als Synonym für Acetylcholinesterasehemmer
B)	Das atypische Antipsychotikum Olanzapin führt häufig zu einer bemerkenswerten Gewichtsabnahme.
C)	Biperiden (z. B. Akineton®) ist ein Anticholinergikum.
D)	Von den trizyklischen Antidepressiva zeigt lediglich Clomipramin (z. B. Anafranil®) gewisse Wirksamkeit bei Zwangssymptomatik.
E)	Mittel der Wahl zur Behandlung der PTBS sind Benzodiazepine

4.3 Antworten mit Kommentaren; ergänzende Anmerkungen

AK4.1: Gesuchte Antwort (die einzige *nicht zutreffende* **Aussage) ist** *C*

Außerhalb des Neurons finden sich vorwiegend positive Natriumionen (sowie negative Chloridionen; s. *EA4.1.1*), innerhalb des Neurons vorwiegend positive Kaliumionen (sowie negative Proteinionen); also ist **A** als Aussage richtig (weil aber *nach nicht zutreffenden Aussagen gefragt* wurde, als **Antwort** hingegen **falsch**). Im Ruhezustand ist das Innere des Neurons gegenüber dem Außenraum (Extrazellulärraum) negativ geladen (etwa in der Größenordnung von –70 mV); also ist **B falsch** (weil als *Aussage richtig*). Wird die Negativierung an Teilen der Membran noch größer (wird sie beispielsweise durch Einstrom negativer Chloridionen –75 mV), spricht man von *Hyperpolarisation* (Vergrößerung der unterschiedlichen Ladung zwischen Intra- und Extrazellulärraum), nicht von Depolarisation (s. *EA4.2.2*); also ist **C richtig** (weil nach *nicht zutreffenden Aussagen* gefragt wurde). Aussagen **D** und **E** sind als Aussagen korrekt, als Antworten aber **falsch**.

EA4.1.1: Diese Aussage gilt ebenso für die anderen Zellen des Körpers; dies lässt sich aus der Überlegung herleiten, dass einst nur Einzeller in einem Urmeer existierten, welche sich bei ihrem Zusammenschluss das kochsalzhaltige (Natriumchlorid enthaltende) Meerwasser als Extrazellulärraum mitgenommen haben. Daneben gibt es natürlich weitere Ionen, z. B. die im Interstitium (im interstitiellen Raum, also zwischen den Zellen) in höherer Konzentration als innerhalb liegenden negativen Hydrogencarbonationen (HCO_3^-) und die insgesamt in niedrigen Konzentrationen, aber deutlich häufiger extrazellulär vorliegenden positiv geladenen Calciumionen (Ca^{++}); Letztere vermindern beim Einströmen daher die negative Ladung im Neuron.

EA4.1.2: Depolarisation bedeutet Verkleinerung der Ladungsunterschiede zwischen Innen- und Außenraum; Depolarisation (z. B. durch Einstrom positiver Natrium- oder Calciumionen) macht die Zellmembran an dieser Stelle erregbarer (bringt den Potenzialwert näher in Richtung der kritischen Schwelle).

AK4.2: Richtige Antwort ist ***B***

Serotonin, Dopamin und Noradrenalin gehören zu den Monoamintransmittern (s. *EA4.2.1*), Glutamat ist ein Aminosäuretransmitter (wie übrigens auch GABA); also sind **A, C, D** und **E falsch.** Acetylcholin bildet eine eigenständige Gruppe von Transmittern (gehört weder zu den Monoaminen noch zu den Aminosäuren noch zu einer anderen Gruppe); folglich ist **B richtig.**

EA4.2.1: Ein weiterer Monoamintransmitter wäre übrigens Histamin, welches gleichzeitig als Gewebshormon fungiert; die Bedeutung dieses Transmitters und seiner Rezeptoren (speziell der H_1-Rezeptoren) bei den Nebenwirkungen von Psychopharmaka (z. B. Sedierung) wird zunehmend verständlicher.

AK4.3: Richtige Antwort ist ***C***

Klassische und atypische Neuroleptika (Antipsychotika der ersten und zweiten Generation) wirken im Wesentlichen durch Blockade von Dopaminrezeptoren (s. *EA4.3.1*); also sind **A** und **B falsch.** Der Wirkmechanismus der trizyklischen Antidepressiva ist hauptsächlich Reuptake-Hemmung (neben Blockade präsynaptischer Autorezeptoren); somit ist **C richtig.** MAO-Hemmer hemmen das die Monoamine abbauende Enzym MAO und erhöhen auf diese Weise die präsynaptische Konzentration dieser Transmitter (und als Folge deren Konzentration im synaptischen Spalt); also ist **D falsch.** Benzodiazepine lagern sich an den $GABA_A$-Rezeptor (genauer: den $GABA_A$-Benzodiazepinrezeptor-Komplex) an und verstärken so die Effekte des Transmitters GABA; somit ist **E falsch.**

EA4.3.1: Welche Typen von Dopaminrezeptoren blockiert werden, ist noch nicht sicher geklärt; klassische Antipsychotika (etwa Haloperidol) blockieren vornehmlich D_2-Bindungsstellen, atypische neben D_2- möglicherweise auch stärker D_4-Rezeptoren (mittlerweile eher wieder umstritten). Weiter wird angenommen, dass die atypischen Neuroleptika bestimmte Typen von Serotoninrezeptoren blockieren (möglicherweise auch den NMDA-Rezeptor für Glutamat anregen), was ihre möglicherweise bessere Wirksamkeit bei schizophrener Minussymptomatik erklären könnte.

AK4.4: Richtige Antwort ist ***C***

Bei Blockade präsynaptischer Autorezeptoren (wie es u. a. die trizyklischen Antidepressiva und einige der neueren Antidepressiva tun) geht das präsynaptische Neuron fälschlicherweise von Transmittermangel im Spalt aus. Es erhöht daher Produktion und Ausschüttung von Transmittermolekülen, was einen agonistischen Effekt hat (also zu *wirkungsvollerer synaptischer Übertragung* führt); folglich ist **A falsch** (gefragt war nach *nicht agonistischen Effekten*). Das Enzym Phosphodiesterase beendet die Second-messenger-Prozesse an G-Protein-gekoppelten Rezeptoren. Hemmt man es, verlängert bzw. verstärkt sich der Effekt der Übertragung durch die Wirkung von Rezeptorbesetzung durch den first messenger, den Neurotransmitter (s. *EA4.4.1*); also ist **B falsch.** Bei Blockade postsynaptischer Rezeptoren (wie es beispielsweise die klassischen Antipsychotika an Dopaminrezeptoren des Typs D_2 tun) ist bei gleich starker Transmitterausschüttung die synaptische Übertragung schwächer, ergibt sich somit *kein agonistischer Effekt* (im Gegenteil: *ein antagonistischer*); daher ist **C richtig.** Carrierproteine binden Transmitter und schleusen sie in die präsynaptische Zelle zurück, inaktivieren sie also. Blockade von Carrierproteinen (welchen Effekt z. B. Kokain und das bei ADHS eingesetzte Methylphenidat [z. B. Ritalin®, Concerta®, Medikinet®] an den Dopamintransportern haben) verstärkt daher die synaptische Übertragung; somit ist **D falsch.** Gabe von Präkursoren (Vorstufen des Transmitters, z. B. L-Dopa als Dopaminpräkursor) erhöht die Transmitterproduktion und hat daher einen agonistischen Effekt; folglich ist **E falsch.**

EA4.4.1: Bekanntlich ist das der Wirkmechanismus der zur Behandlung der erektilen Dysfunktion eingesetzten Substanzen Sildenafil (z.B. Viagra®), Tadalafil, Avanafil und Vardenafil, die einen bestimmten, im Wesentlichen nur an den Schwellkörpern zu findenden Subtypus von Phosphodiesterase (Phosphodiesterase 5 = PDE-5) hemmen.

AK4.5: Richtige Antwort ist *D*

Antikonvulsiva, wie Valproinsäure und Carbamazepin, eignen sich zur Prophylaxe bei bipolaren affektiven Störungen (s. *EA4.5.1*); somit sind **A, B** und **E falsch** (es war nach *nicht geeigneten Substanzen* gefragt). Lithiumsalze sind – sofern sie vertragen werden und keine Kontraindikationen vorliegen – Mittel der Wahl zur Phasenprophylaxe bei bipolaren Störungen (s. *EA4.5.2*); also ist **C falsch.** Trizyklische Antidepressiva können hingegen manische Phasen provozieren und eignen sich daher am wenigsten zur Phasenprophylaxe bipolarer affektiver Störungen; somit ist **D richtig.**

EA4.5.1: Carbamazepin (z. B. Tegretal®, Timonil®) ist in Deutschland zur Phasenprophylaxe zugelassen, Valproinsäure hingegen nicht; Präparate mit Inhaltsstoff Valproinsäure sind Ergenylchrono®, Ergenylchronosphere®, Orfirillong®; diese sind zur Behandlung der Manie zugelassen. Mit Lamotrigin (z. B. Lamictal®) hat mittlerweile ein weiteres Antikonvulsivum Zulassung für Phasenprophylaxe, allerdings nur für Bipolar-I-Störungen mit vorwiegend depressiven Episoden. Ob alle Antikonvulsiva phasenprophylaktische Eigenschaften haben, ist nicht geklärt; von einigen weiteren, hier nicht genannten, ist es nachgewiesen.

EA4.5.2: Lithium senkt nachgewiesenermaßen zudem bei bipolar affektiv Gestörten das Suizidrisiko, was für Antikonvulsiva in diesem Ausmaß ziemlich sicher nicht gilt. Andererseits sprechen Personen mit „rapid cycling“ (raschem Wechseln depressiver und manischer Episoden) auf Lithiumsalze schlecht an, möglicherweise besser auf Antikonvulsiva, eventuell auch auf atypische Antipsychotika – gerade Letztere haben übrigens in jüngster Zeit verstärktes Interesse als Medikamente zur Prophylaxe und Therapie affektiver Zustände erfahren (z. B. Olanzapin [beispielsweise Zyprexa®] oder Quetiapin [z. B. Seroquel®]); augenblicklich ist jedoch die Zulassung dieser Medikamente zur Phasenprophylaxe recht kompliziert.

AK4.6: Richtige Antworten sind *A* und *C*

Für GABA kennt man augenblicklich (mindestens) zwei Typen von Bindungsstellen, den $GABA_A$- und den $GABA_B$-Rezeptor; beide kontrollieren Chloridkanäle und sind daher hemmend (s. *EA4.6.1*); also ist **A richtig**. In nikotinerge und muskarinerge werden die Bindungsstellen für Acetylcholin eingeteilt, nicht die für Serotonin (s. *EA4.6.2*); somit ist Antwort **B falsch**. Der aus der Aminosäure L-Tryptophan über die Zwischenstufe L-5-Hydroxy-Tryptophan abgeleitete Neurotransmitter 5-Hydroxy-Tryptamin (5-HT) trägt den sehr viel gängigeren Namen Serotonin. Insbesondere zur Bezeichnung der Bindungsstellen hat sich jedoch die Abkürzung 5-HT erhalten; also ist **C richtig**. Acetylcholin wird nicht durch Reuptake inaktiviert, sondern durch Zerlegung im synaptischen Spalt mittels des Enzyms Acetylcholinesterase (Cholinesterase); daher ist **D falsch**. Die Unterteilung in α- und β-Rezeptoren gilt für die Bindungsstellen für Noradrenalin, nicht für die Dopaminrezeptoren (s. *EA4.6.3)*; somit ist **E falsch**.

EA4.6.1: Eine größere Bedeutung hat nach augenblicklichem Kenntnisstand der $GABA_A$-Rezeptor, ein komplizierter Proteinkomplex mit Bindungsstellen nicht nur für GABA, sondern auch für Benzodiazepine (bzw. endogene Liganden) sowie weiteren Bindungsstellen; an einer davon docken wahrscheinlich Barbiturate an und entfalten so ihre sedierende Wirkung (durch direkte Öffnung des Chloridkanals); möglicherweise setzt auch Alkohol dort an. Da die einzelnen Bindungsstellen wiederum in verschiedenen Varianten vorliegen, ergeben sich sehr komplizierte pharmakologische Verhältnisse. Gesichert ist auch die Existenz eines (nicht ionotropen) $GABA_B$-Rezeptors, dessen Beeinflussung gleichfalls pharmakologisch möglich ist.

EA4.6.2: Die Serotoninbindungsstellen (5-HT-Bindungsstellen) werden mit Nummern und Buchstaben indiziert; so ist der $5\text{-}HT_{1A}$-Rezeptor ein bestimmter Subtypus des HT_1-Rezeptors. Augenblicklich kennt man sieben große Subtypen HT_1 bis HT_7 (bis vor Kurzem war man nur von fünf großen Subtypen $5\text{-}HT_1$ bis $5\text{-}HT_5$ ausgegangen). Die Einteilung der Serotoninrezeptoren ist also besonders kompliziert.

EA4.6.3: Die Noradrenalinrezeptoren lassen sich im Übrigen mehr oder weniger stark auch durch Adrenalin stimulieren, welches als Hormon des Nebennierenmarks auf dem Blutwege ebenfalls an die Noradrenalinbindungsstellen gelangt. Die Noradrenalinrezeptoren beider Typen werden noch einmal in Subtypen unterteilt, wobei α_2-Bindungsstellen vornehmlich präsynaptisch sitzen, sodass ihre Stimulation noradrenalinantagonistisch wirkt.

AK4.7: Richtige Antworten sind *A* und *C*

Atypische Neuroleptika (oder besser: Antipsychotika der zweiten Generation) sind im Wesentlichen dadurch gekennzeichnet, dass bei ähnlich antipsychotischer Wirksamkeit die Entwicklung extrapyramidaler Nebenwirkungen etwas seltener ist als bei klassischen Neuroleptika (Antipsychotika der ersten Generation); dies gilt – zumindest nach gegenwärtigem Erkenntnisstand – auch für die gefürchteten Spätdyskinesien (s. *EA4.7.1*); also ist **A richtig.** Die Gabe von Biperiden (z. B. Akineton®), die zur Verhinderung u. a. des Parkinson-Syndroms bei Therapie mit klassischen Neuroleptika teilweise sogar prophylaktisch durchgeführt wurde, kann sicher nicht die Entwicklung von Spätdyskinesien aufhalten; möglicherweise ist bei Patient*innen, die oft Akineton® erhalten haben, das Risiko für die Entwicklung von Spätdyskinesien erhöht; deshalb ist Antwort **B falsch.** Biperiden (Akineton®) gehört zur Gruppe der Anticholinergika, wie auch beispielsweise das in der Engelstrompete (und im Stechapfel) enthaltene Scopolamin (Hyoscin), und wirkt deshalb euphorisierend (s. *EA4.7.2*); teilweise verlangen die Patient*innen geradezu danach, und Ärzt*innen stehen hoch in ihren Gunsten, die ihnen die Substanz zukommen lassen; also ist **C richtig.** Neuroleptika senken die Krampfschwelle, erhöhen also das Risiko für epileptische Anfälle (s. *EA4.7.3*); also ist **D falsch.** Brustwachstum (Gynäkomastie) und Milchfluss (Galaktorrhö), Folgen eines erhöhten Prolactinspiegels, sind bei atypischen Antipsychotika keineswegs selten; bei manchen (insbesondere bei Amisulprid [Solian®] und Risperdon [Risperdal®]) ähnlich häufig oder sogar noch häufiger als bei klassischen Neuroleptika (s. *EA4.7.4*); somit ist **E falsch.**

EA4.7.1: Spätdyskinesien können prinzipiell auch unter Behandlung mit atypischen Antipsychotika auftreten; im Übrigen sind einige erst relativ kurz auf dem Markt, sodass weitere Beobachtungen abzuwarten bleiben.

EA4.7.2: Bekannt ist, dass manche Parkinson-Patient*innen ihre Anticholinergika absichtlich überdosieren; auch auf dem Drogenmarkt scheint Akineton® eine gewisse Rolle zu spielen; einzelnen Berichten zufolge ist Missbrauch dieser Substanz unter medizinischem Personal nicht ganz selten.

EA4.7.3: Beim Alkoholentzugssyndrom (welches nicht selten mit epileptischen Anfällen einhergeht) ist man deshalb mit der Gabe von Neuroleptika (speziell Phenothiazinen) sehr zurückhaltend; weniger scheint das Butyrophenon Haloperidol die Krampfschwelle zu senken.

EA4.7.4: Auch bei klassischen Neuroleptika wird diese Nebenwirkung aber häufiger beobachtet, z. B. bei Perphenazin (Decentan®).

AK4.8: Richtige Antworten sind *C* und *E*

Anticholinergika schwächen die durch den Parasympathikus angeregte Produktion größerer Mengen dünnflüssigen Speichels, woraus Mundtrockenheit resultiert; somit ist **A falsch** (es war nach *nicht zu erwartenden Nebenwirkungen* gefragt). Der Parasympathikus reguliert auch die Nahakkommodation; daher sind Akkommodationsstörungen (z. B. Schwierigkeiten beim Lesen) oft anticholinerge Nebenwirkung trizyklischer Antidepressiva; somit ist **B falsch** (Akkommodationsstörungen *sind* zu erwarten). Parasympathische Aktivierung fördert die Harnaustreibung (Steigerung der Kontraktionskraft des die Blase verkleinernden M. detrusor vesicae, Entspannung des den Blasenausgang umgebenden Ringmuskels); daher ist bei Dämpfung des Parasympathikus durch Anticholinergika Harninkontinenz nicht zu erwarten (s. *EA4.8.1*); folglich ist Antwort **C richtig.** Da der Parasympathikus die Verdauung aktiviert, reduzieren anticholinerg wirksame Medikamente die Verdauungstätigkeit; bei dieser Behandlung kann entsprechend leicht Obstipation auftreten (s. *EA4.8.2*); also ist **D falsch.** Anticholinergika erweitern die Pupille und erschweren somit den Abfluss des Kammerwassers; folglich ist eher eine Erhöhung des Augeninnendrucks zu erwarten (s. *EA4.8.3*); damit ist **E richtig** (Erniedrigung ist *nicht zu erwarten*).

EA4.8.1: Anticholinerg wirksame Medikamente werden sogar teilweise zur Behandlung der Harninkontinenz eingesetzt. Umgekehrt kann als Nebenwirkung von Anticholinergika eine Blasenlähmung (Blasenatonie) mit akuter Harnverhaltung auftreten; die Schwächung der Blasenfunktion durch Medikamente ist natürlich besonders bei Männern mit vergrößerter Prostata zu bedenken; Prostatahypertrophie ist daher Kontraindikation diverser trizyklischer Antidepressiva, z. B. von Amitriptylin.

EA4.8.2: Im Extremfall kann es zur Darmlähmung (paralytischem Ileus) kommen, einem äußerst ernsten Zustand; daher muss bei Personen, die mit trizyklischen Antidepressiva behandelt werden, für regelmäßigen Stuhlgang gesorgt werden (durch reichliches Trinken, ausreichende Bewegung, gegebenenfalls Abführmittel); auch sollte man sich nicht scheuen, die Patient*innen direkt nach ihrem Stuhlgang zu fragen.

EA4.8.3: Messung des Augeninnendrucks zu Beginn und während einer Therapie mit trizyklischen Antidepressiva oder auch bestimmten Neuroleptika (speziell vom Phenothiazin-Typ) ist daher ausgesprochen sinnvoll.

AK4.9: Richtige Antworten sind *A* und *E*

Manche trizyklische Antidepressiva wirken antriebssteigernd, z. B. Desipramin (nicht mehr im Handel), andere sedierend, z. B. Amitriptylin (z. B. Saroten®; s. *EA4.9.1*); also sind **B** und **D falsch** (gefragt war, wie sie *nie* wirken). Oft haben sie schon in kleinen Dosen analgetische Wirkung, zumindest bei einigen chronischen Schmerzen (z. B. Kopfschmerz vom Spannungstyp und Migräne); somit ist **C falsch.** Hingegen wirken sie *nie antikonvulsiv;* vielmehr senken sie oft die Krampfschwelle und begünstigen damit das Auftreten epileptischer Anfälle; somit ist **A richtig** (wirken *nie so*). Antimanischen Effekt haben sie auch nicht; im Gegenteil können sie bei bipolar affektiv Gestörten den Ausbruch manischer Episoden provozieren; somit ist **E richtig.**

EA4.9.1: Es ist daran zu denken, dass bei agitiert depressiven Personen durch Gabe antriebssteigernder Antidepressiva das Suizidrisiko größer werden dürfte; generell scheint es sicherer, zumindest anfangs ein sedierendes Antidepressivum zu verabreichen oder zusätzliche Sedierung vorzunehmen (z. B. mit Benzodiazepinen). Ob bestimmte Antidepressiva antriebssteigernd, antriebsneutral oder sedierend wirken, wird in der Literatur teilweise etwas unterschiedlich angegeben.

AK4.10: Richtige Antworten sind *B, C* und *E*

SSRI blockieren keine Histaminrezeptoren; daher ist nicht mit Sedierung zu rechnen; somit ist **A falsch** (gefragt wurde, *womit nicht selten, also öfters, zu rechnen ist*). Verzögerte Ejakulation ist eine bekannte Nebenwirkung der SSRI (v. a. wohl von Paroxetin; s. *EA4.10.1*); also ist **B richtig.** Übelkeit kann (v. a. initial) auftreten; somit ist **C richtig.** Harnverhaltung ist eine anticholinerge Nebenwirkung und tritt nicht selten bei trizyklischen Antidepressiva auf, nicht aber bei SSRI (welche keine muskarinergen Acetylcholinrezeptoren blockieren); somit ist **D falsch** (ist *nicht* zu erwarten). Gerechnet werden muss hingegen mit Agitiertheit, da SSRI keine Histaminrezeptoren blockieren und daher eher antriebssteigernd sind; also ist **E richtig.**

EA4.10.1: Mittlerweile werden diese Substanzen auch zur Behandlung der Ejaculatio praecox eingesetzt. Dapoxetin (Priligy®) ist nur zur Behandlung dieser Störung zugelassen.

AK4.11: Richtige Antworten sind *B, D* und *E*

Acamprosat (Campral®) ist ein Anti-Craving-Mittel, ein Pharmakon gegen die Gier nach der Substanz (in diesem Falle Alkohol); somit ist **A falsch.** Disulfiram (Antabus®) ist ein Aversivmittel, führt zu unangenehmen Nebenwirkungen bei Konsum der Substanz (in diesem Falle Alkohol); also ist **C falsch.** L-Polamidon® enthält als Wirkstoff die linksdrehende, biologisch allein aktive Form von Methadon (nämlich L-Methadon = Levomethadon), welches ein bekanntes Substitutionsmittel bei Opiatabhängigkeit (speziell Heroinabhängigkeit) ist (s. *EA4.11.1*); also sind **B** und **E richtig.** Ein neueres, wahrscheinlich weniger mit Nebenwirkungen behaftetes Substitutionsmittel bei Opiatabhängigkeit ist Buprenorphin (Subutex®); also ist **D richtig.**

EA4.11.1: Mittlerweile ist mit Methaddict® eine Mischung aus linksdrehendem und rechtsdrehendem Methadon (also ein Racemat) auf dem Markt. Unbedingt ist zu beachten, dass Methaddict® und L-Polamidon® unterschiedlich dosiert werden müssen.

AK4.12: Richtige Antworten sind *A* und *C*

Antipyretische Analgetika wirken gleichzeitig fiebersenkend; ihr analgetischer Effekt beruht darauf, dass sie die Synthese der die Nozizeptoren sensibilisierenden Prostaglandine hemmen (s. *EA4.12.1*). Dazu gehören u. a. Acetylsalicylsäure (Wirkstoff von Aspirin®) und Paracetamol (Bestandteil vieler Kopfschmerz- und Fiebermittel); somit sind die Antworten **A** und **C richtig.** Morphin und Methadon sind Opioide, greifen damit zentral an (u. a. an den Schaltstellen der „Schmerzbahnen“ in Rückenmark und Hirnstamm) und wirken nicht antipyretisch; somit sind **B** und **E falsch.** Tetrahydrocannabinol (THC) ist der Hauptwirkstoff von Cannabis; er wirkt analgetisch (s. *EA4.12.2*), aber nicht antipyretisch; somit ist **D falsch.**

EA4.12.1: Die Sachverhalte sind kompliziert und keineswegs vollständig geklärt: Prostaglandinsynthesehemmer hemmen die beiden Enzyme Cyclooxygenase 1 (COX1) und Cyclooxygenase 2 (COX2); letzteres Enzym wird v. a. dann aktiviert, wenn eine Schädigung von Gewebe auftritt. Je nachdem welches der beiden Enzyme stärker blockiert wird und welche anderen Vorgänge beeinflusst werden, kann neben der Prostaglandinsynthese auch die Bildung anderer Stoffe gestört sein (daher Hemmung der Thrombozytenaggregation durch Acetylsalicylsäure). Prostaglandine setzen im hypothalamischen Wärmeregulationszentrum den Sollwert herauf mit der Folge erhöhter Körpertemperatur (Fieber); die antipyretische (Fieber senkende) Wirkung der Prostaglandinsynthesehemmer beruht auf einer Blockierung dieses Vorgangs. Weiter haben Prostaglandine einen schützenden Effekt an der Magenschleimhaut; daher werden nicht selten Magenschmerzen nach Analgetika und Rheumamitteln beschrieben, zuweilen Blutungen, nicht ganz selten sogar richtige Geschwüre (v. a. auch im Duodenum).

EA4.12.2: Vermutlich hat THC einen ähnlichen Angriffspunkt wie die Opioide, nämlich an den Synapsen der aufsteigenden Schmerzbahnen im Hinterhorn des Rückenmarks, wo die Übertragung abgeschwächt wird. THC wird zuweilen sogar als Analgetikum speziell bei „neuropathischen Schmerzen“ eingesetzt und ist als synthetische Substanz auf Rezept erhältlich. Es fällt unter das Betäubungsmittelgesetz.

AK4.13: Richtige Antworten sind *B* und *E*

Biologische Grundlage der schizophrenen Positivsymptomatik ist tatsächlich erhöhte Aktivität mesolimbischer Bahnen (s. *EA4.13.1*); diese sind aber dopaminerg, nicht cholinerg (s. *EA4.13.2*); somit ist **A falsch.** Die letztlich seltene perniziöse Katatonie ist ein lebensbedrohlicher Zustand katatoner Erregung oder katatonen Stupors, der mit starken vegetativen Reaktionen einhergeht. Zumindest bis vor wenigen Jahren galt dies noch als zwingende Indikation für die Elektrokrampftherapie; somit ist **B richtig.** Die Halluzinationen Schizophrener sind typischerweise akustisch, häufig in Form dialogischer Stimmen (s. *EA4.13.3*); also ist **C falsch.** Die Elektrokrampftherapie ist die elektrische Induktion eines zerebralen Krampfanfalls in Narkose und unter Muskelrelaxation; also ist **D falsch.** Die Insulin-Koma-Therapie ist die Erzeugung eines hypoglykämischen Zustandes (bei der „großen Insulinkur“ bis zum Erreichen von Bewusstlosigkeit, bei der „kleinen Insulinkur“ bis zu Zuständen von Schläfrigkeit) und wurde noch in den 70er-Jahren in psychiatrischen Lehrbüchern als Therapieverfahren (u. a. bei Schizophrenie und depressiven Zuständen) angeführt; heute ist sie zumindest hierzulande obsolet (veraltet, ungebräuchlich); also ist **E richtig.**

EA4.13.1: Wahrscheinlich feuern aber nicht die präsynaptischen (mit ihren Perikaryen im Mesencephalon liegenden) Neuronen verstärkt, vermutlich liegen vermehrt Rezeptoren an den Neuronen des limbischen Systems vor (oder die Rezeptoren sind empfindlicher).

EA4.13.2: Auch Störung des serotonergen Systems wird mit schizophrener Symptomatik in Verbindung gebracht, u. a. weil manche atypische Antipsychotika starke Antagonisten an einigen Typen von Serotoninrezeptoren sind; möglicherweise beruht hierauf ihre Wirksamkeit bei Negativsymptomatik. Die Sachlage ist aber unklar (zur Glutamathypothese der Schizophrenie; siehe Köhler, 2019, S. 139f.).

EA4.13.3: Optische Halluzinationen kommen zwar vor, sind aber deutlich seltener (wurden von K. Schneider als Symptome zweiten Ranges angesehen). Sie sind hingegen typisch für das Alkoholentzugsdelir (neben taktilen Halluzinationen).

AK4.14: Richtige Antworten sind *B* und *E*

Nachdem die neueren selektiven und reversiblen MAO-Hemmer (z. B. Moclobemid) lediglich die Subform MAO-A hemmen (und das reversibel), nicht aber die für den Abbau von Tyramin hauptsächlich verantwortliche Unterform MAO-B, sind die diätetischen Einschränkungen (etwa bezüglich des Käsekonsums) deutlich geringer als bei den älteren, unspezifisch beide Subformen blockierenden MAO-Hemmern (s. *EA4.14.1*); also ist **A falsch.** MAO-Hemmer blockieren keine Histaminrezeptoren (s. *EA4.14.2*); somit ist Antwort **B richtig.** Sie blockieren auch nicht in nennenswerter Weise muskarinerge Acetylcholinrezeptoren, wirken deshalb keineswegs stark anticholinerg; somit ist **C falsch.** Die Wirklatenz von zwei bis vier Wochen (die wahrscheinlich auf die zeitaufwändige Neuregulierung von Serotonin- und Noradrenalinrezeptoren zurückzuführen ist) gilt für alle bekannten Antidepressiva; folglich ist **D falsch.** Da die neueren MAO-Hemmer nur geringe Gefahr der tyramininduzierten Blutdrucksteigerung bergen und zudem keine anticholinergen Nebenwirkungen haben (weshalb u. a. Prostatahypertrophie und Engwinkelglaukom als Kontraindikationen wegfallen), dürften sie bei älteren Patient*innen mit weniger Risiken behaftet sein als die mehr oder weniger stark anticholinerg wirkenden trizyklischen Antidepressiva (s. *EA4.14.3*); also ist **E richtig.**

EA4.14.1: Bei sehr stark tyraminhaltigen Käsesorten wird jedoch nach wie vor Zurückhaltung empfohlen.

EA4.14.2: Das Ausmaß der Blockade von Histaminrezeptoren des Typs H_1 (nicht die unterschiedliche Wirkung auf das serotonerge oder noradrenerge System) dürfte wesentlich für die sedierenden Eigenschaften von Antidepressiva verantwortlich sein. MAO-Hemmer und SSRI, welche Histaminrezeptoren gar nicht blockieren, wirken daher nicht sedierend, sondern sogar deutlich antriebssteigernd.

EA4.14.3: Gleichwohl haben MAO-Hemmer weiter einen „schlechten Ruf", weil offenbar immer noch die Nebenwirkungen der älteren Medikamente dieses Typs vor Augen stehen.

AK4.15: Richtige Antworten sind *A, C* und *E*

Das auch bei anderen hyperkinetischen extrapyramidalen Störungen (z.B. bei Huntington-Krankheit) eingesetzte Pharmakon Tiaprid bringt nicht selten (aber keineswegs regelmäßig) bei neuroleptisch induzierten Spätdyskinesien Besserung; also ist **A richtig.** Spätdyskinesien sind im Wesentlichen hyperkinetisch, v. a. durch exzessive, unkontrollierte Bewegungen gekennzeichnet; daher ist **B falsch.** In etwa der Hälfte der Fälle verschwinden die Spätdyskinesien auch nach längerer Zeit nicht oder nicht vollständig; somit ist **C richtig.** Gabe von Biperiden (z.B. Akineton®) behandelt zwar wirksam Frühdyskinesien und das neuroleptisch induzierte Parkinson-Syndrom, kann aber dem Auftreten von Spätdyskinesien nicht vorbeugen; im Gegenteil besteht der Verdacht, dass großzügige Verabreichung von Akineton® das Risiko für tardive Dyskinesien vergrößert (s. *EA4.15.1*); folglich ist **D falsch.** Erstes Auftreten von Spätdyskinesien ist nicht selten nach Absetzen der Neuroleptika (Antipsychotika) zu beobachten (s. *EA4.15.2*); somit ist **E richtig.**

EA4.15.1: Mittlerweile ist man offenbar zumindest von der prophylaktischen Akineton®-Gabe weitgehend abgekommen.

EA4.15.2: Diese werden dann zuweilen als Absetzdyskinesien von den echten Spätdyskinesien unterschieden.

AK4.16: Richtige Antworten sind *A* und *D*

Frühe extrapyramidale Nebenwirkungen, speziell Frühdyskinesien (unmissverständlicher: das dyskinetische Syndrom) und neuroleptisch induziertes Parkinson-Syndrom werden unter atypischen Antipsychotika seltener beobachtet (s. *EA4.16.1*); also ist **A richtig.** Die Kosten der Tagesdosis bei atypischen Neuroleptika liegen erheblich über denen für klassische (im Extremfall fast zehnmal höher, in Einzelfällen sogar darüber); somit ist **B falsch.** Erhöhung des Prolactinspiegels mit den Folgen von Brustwachstum und Milchfluss wird auch bei atypischen Neuroleptika beobachtet (z. B. bei Risperidon [z. B. Risperdal®] oder Amisulprid [z. B. Solian®]), auf keinen Fall wesentlich seltener als bei klassischen Neuroleptika; somit ist **C falsch.** Mittlerweile herrscht weitgehend Übereinstimmung darüber, dass auch die Negativsymptomatik in vielen Fällen (meist eher mäßig) auf atypische Neuroleptika anspricht (Folge entweder eines Serotoninantagonismus oder stimulierender Effekte am NMDA-Rezeptor für Glutamat); folglich ist **D richtig.** Spätdyskinesien nach atypischen Antipsychotika sind – zumindest gegenwärtig – selten beschrieben worden, sie kommen aber definitiv vor; also ist **E falsch.**

EA4.16.1: Weil die atypischen Neuroleptika eben nicht neuroleptisch wirken (d.h. nicht neurologische Symptome nach sich ziehen), ist die mittlerweile zunehmend gebräuchlichere Bezeichnung „Antipsychotika der zweiten Generation“ zweifellos die treffendere.

AK4.17: Richtige Antworten sind *B, C* und *E*

Bei Kombination von Antidepressiva (beispielsweise von MAO-Hemmern mit SSRI) kann es zum zentralen Serotoninsyndrom kommen (s. *EA4.17.1*), weshalb hier besonders auf mögliche Interaktionen zu achten ist; somit ist Antwort **A falsch.** Die Cingulotomie (Zerstörung von Teilen des Gyrus cinguli bzw. Durchtrennung von Fasern im Cingulum; s. *EA2.9.4*) wird vermutlich hierzulande nur selten, in anderen Ländern aber offensichtlich öfters zur Behandlung therapieresistenter, schwerer Zwangssymptome angewendet (s. *EA4.17.2*), also ist **B richtig.** Lange stand zwar die Wirksamkeit von Elektrokrampftherapie (EKT) bei schweren depressiven Episoden kaum zur Debatte, während der Wirkmechanismus unklar war; mittlerweile gibt es (nicht unumstrittene) Hinweise, dass die induzierten epileptischen Anfälle die Zahl oder Empfindlichkeit postsynaptischer Rezeptoren vermindern (down-regulation; s. *EA4.17.3*); somit ist **C richtig.** Benzodiazepine haben ein hohes Suchtpotenzial, und Patient*innen mit posttraumatischer Belastungsstörung (PTSD) zeigen überdurchschnittlich häufig Substanzmissbrauch; man ist daher bei dieser Personengruppe mit dem Einsatz von Benzodiazepinen besonders zurückhaltend; also ist **D falsch.** Buspiron, ein partieller Agonist an einem Subtypus von Serotoninrezeptoren, wirkt anxiolytisch, ohne nennenswert zu sedieren (anders als Anxiolytika der Benzodiazepingruppe; s. *EA4.17.4*); **E** ist somit **richtig.**

EA4.17.1: Dieses seltene, aber gefürchtete zentrale Serotoninsyndrom ist gekennzeichnet u. a. durch Fieber sowie delirante Symptomatik und kann aufgrund diverser Organkomplikationen tödlich verlaufen. Es tritt eher selten als Nebenwirkung bei isolierter Gabe von Substanzen auf, die speziell auf das serotonerge System wirken (z. B. SSRI), häufiger jedoch, wenn verschiedene Substanzen dieses Wirkmechanismus miteinander kombiniert werden (z. B. SSRI mit MAO-Hemmern oder SSRI mit Aminpräkursoren wie Tryptophan); Kombinationen gewisser Präparate sind daher äußerst problematisch oder verbieten sich sogar; auch muss oft bei Umstellung auf ein neues Präparat das erste bereits gewisse Zeit abgesetzt sein.

EA4.17.2: Der Eingriff basiert auf der Annahme, dass Zwangssymptomen Überaktivität eines neuroanatomischen Funktionskreises zugrunde liegt, der u. a. den Nucleus caudatus, den Gyrus cinguli sowie den orbitofrontalen Kortex umfasst (sogenannte Basalganglienhypothese der Zwangsstörungen).

EA4.17.3: EKT würde somit das unmittelbar leisten, was (mittlerweile wieder umstritten) als Wirkmechanismus längerfristiger Antidepressivagabe angesehen wird.

EA4.17.4: Nicht alle Angststörungen sprechen auf Buspiron an (z. B. nicht die Panikstörung); Nachteil von Buspiron ist, dass bis zum Wirkungseintritt in der Regel einige Wochen vergehen.

AK4.18: Richtige Antworten sind *A* und *D*

Antidementiva (in erster Näherung synonym: Nootropika; s. *EA4.18.1*) sind Substanzen, die gegen kognitive Einschränkungen, z. B. Gedächtnisstörungen, wirken (sollen). Zu den Antidementiva, die nicht spezifisch die Acetylcholinesterase hemmen, gehört der NMDA-Antagonist Memantin; weiter gehören zu den Antidementiva die v. a. zur Behandlung leichterer und mittelschwerer Formen von Alzheimer-Krankheit eingesetzten Acetylcholinesterasehemmstoffe (s. *EA4.18.2*); also sind **A** und **D richtig.** Benzodiazepine und Barbiturate sind Sedativa bzw. Hypnotika, die mit Sicherheit nicht wesentlich kognitive Leistungen verbessern (s. *EA4.18.3*); somit sind die Antworten **B** und **C falsch.** Biperiden (z. B. Akineton®) ist ein Anticholinergikum, eingesetzt v. a. zur Behandlung der zu Beginn von Neuroleptikatherapie oft auftretenden extrapyramidalen Nebenwirkungen; da die Substanz die für Gedächtnisleistungen wichtigen Acetylcholinrezeptoren blockiert, ist hierbei keineswegs ein antidementiver Effekt zu erwarten; also ist **E falsch.**

EA4.18.1: Heute versucht man die Begriffe zu trennen: Nootropika sind allgemein Substanzen, die kognitive Leistungen zu verbessern vermögen und auch prophylaktisch zum Einsatz kommen, Antidementiva spezifisch gegen bereits vorhandene demenzielle Syndrome nachweislich wirksame Substanzen; diese Unterscheidung ist aber nicht durchgängig in der Literatur zu finden.

EA4.18.2: Acetylcholinesterasehemmer (etwa Donepezil [z. B. Aricept®], Rivastigmin [z. B. Exelon®], Galantamin [z. B. Reminyl®]) sollen die Konzentration des bei Demenz vom Alzheimer-Typ verminderten Neurotransmitters Acetylcholin erhöhen; früher war die Gabe dieser Substanzen streng auf die Alzheimer-Demenz eingeschränkt; heute scheint man auch bei einigen anderen Demenzformen ihren Einsatz in Erwägung zu ziehen (allerdings häufig noch im Sinne einer „Off-label“-Medikation.

EA4.18.3: Im Gegenteil zeigen manche mit Benzodiazepinen behandelte Personen, v. a. höheren Alters, kognitive Einschränkungen (Folge wohl von Kumulierung der sedierenden Pharmaka bei unzureichender Ausscheidung). Diese Pseudodemenzen gehen oft nach Absetzen oder Dosisreduktion rasch zurück.

AK4.19: Richtige Antworten sind *C* und *E*

Das Gegenteil ist der Fall: Bei Gesunden treten REM-Phasen hauptsächlich in der zweiten Schlafhälfte auf; bei Depressiven sind sie nach vorne verschoben (s. *EA4.19.1*); also ist **A falsch.** Negativer Ausfall des Dexamethason-Suppressionstests (s. *EA4.19.2*) deutet auf eine Störung im System Hypothalamus-Hypophyse-Nebennierenrinde, nicht der Achse Hypothalamus-Hypophyse-Schilddrüse; somit ist **B falsch.** Sekundäre Depressionen sind jene, die auf organische Grundkrankheiten zurückgeführt werden können; hier spielt die Hypothyreose (Schilddrüsenunterfunktion, z. B. nach Strumektomie und mangelnder Substitution bei der Thyreoditis Hashimoto) eine nicht unbedeutende Rolle; daher ist **C richtig.** Bei der Borderline-Persönlichkeitsstörung nimmt man weniger eine Dysfunktion des dopaminergen

Systems an (s. *EA4.19.3*), sondern des serotonergen (s. *EA4.19.4*); also ist **D falsch.** Die Aminosäure Tryptophan (genauer: die biologisch allein aktive Form L-Tryptophan) wird über die Zwischenstufe (L-)5-Hydroxy-Tryptophan in 5-Hydroxy-Tryptamin (5-HT = Serotonin) verwandelt, ist also Serotonin-Präkursor (Vorstufe der Serotoninsynthese); **E** ist folglich **richtig.**

EA4.19.1: Recht charakteristisch für Depressive (auch in symptomfreien Intervallen) ist eine verkürzte REM-Latenz (Zeit zwischen Einschlafen und Beginn der ersten REM-Phase); dies wird v. a. nach Gabe von Cholinagonisten deutlich.

EA4.19.2: Negativer Ausfall des Dexamethason-Suppressionstests bedeutet mangelndes Absinken des Cortisolspiegels nach Gabe des synthetischen Glukokortikoids Dexamethason; im Normalfall stimuliert der erhöhte Spiegel von Dexamethason die Cortisolrezeptoren in der Hypophyse und führt zu verminderter Ausschüttung des Hypophysenhormons ACTH (worauf die Nebennierenrinde weniger stimuliert wird und weniger Cortisol sezerniert). Man schließt daraus auf eine Störung im Regelkreis Hypothalamus-Hypophyse-Nebennierenrinde.

EA4.19.3: Eine Störung des dopaminergen Systems nimmt man bei der schizotypen Persönlichkeitsstörung nach DSM-5 (Schizotypie nach ICD-10) an (allgemein bei den „Schizophrenie-Spektrumsstörungen").

EA4.19.4: Als Beleg dafür wird u. a. angesehen, dass SSRI bei Borderline-Persönlichkeitsstörung besser wirken als Antidepressiva, die nicht spezifisch die Serotonin-Wiederaufnahme beeinflussen (wie Imipramin oder Amitriptylin).

AK4.20: Richtige Antworten sind *A, C* und *E*

Lithium hat selbst nur mäßig antidepressive Wirkung, erhöht aber häufig die stimmungsaufhellende Wirkung von Antidepressiva (wirkt augmentativ; von lat.: augmentare = vermehren); somit ist **A richtig**. Die therapeutische Breite (definiert als Quotient von tödlicher und therapeutisch wirksamer Dosis) ist gering bei Lithium (somit Gefahr von Vergiftung bei nur geringer Dosisüberschreitung); **Antwort B** ist folglich **falsch.** Wird die Lithiumbehandlung abrupt beendet, können manische Episoden provoziert wird; es sollte daher auf Ausschleichen geachtet werden; somit ist **C richtig.** Generell dürfte Lithium, u. a. wegen der nachgewiesenen suizidvorbeugenden Wirkung, den Antikonvulsiva (etwa Carbamazepin) in der Phasenprophylaxe überlegen sein; dies gilt aber nicht für Patient*innen mit „rapid cycling" (raschem Wechsel zwischen depressiven und manischen Episoden; s. *EA4.20.1*); somit ist **E richtig, D falsch.**

EA4.20.1: Von „rapid cycling" spricht man, wenn pro Jahr mindestens vier affektive Episoden (unterschiedlicher Polarität) auftreten; ob hier Antikonvulsiva wirklich wesentlich wirksamer als Lithiumsalze sind, wird mittlerweile bezweifelt; in keinem Fall sind aber dabei Letztere deutlich überlegen. Zunehmend wird hier die Wirksamkeit gewisser Antipsychotika der zweiten Generation diskutiert.

AK4.21: Richtige Antworten sind *A, B* und *E*

Die therapeutische Breite (definiert als Quotient von tödlicher Dosis zu therapeutisch wirksamer Dosis) ist bei Benzodiazepinen extrem groß (s. *EA4.21.1*); also ist **A richtig.** Durch die Sensibilisierung der GABA-Bindungsstellen am $GABA_A$-Rezeptorkomplex (genauer: $GABA_A$-Benzodiazepinrezeptor-Komplex) führen sie indirekt zu höherem Einstrom von Chloridionen ins Neuron und lokaler Hyperpolarisation (machen also die Zelle unempfindlicher); daher wirken sie auch antikonvulsiv (gegen epileptische Krämpfe als Folge neuronaler Spontanentladungen); Diazepam (z. B. Valium®) wird daher intravenös zur Behandlung des Grand-Mal-Anfalls gespritzt; also ist **B richtig.** Aufgrund der antikonvulsiven Eigenschaften lässt sich leicht herleiten, dass nach längerer Einnahme bei Benzodiazepinentzug epileptische Krämpfe auftreten können; somit ist **E richtig.** Zur Schlafinduktion (Förderung des Einschlafens) setzt man sinnvollerweise Benzodiazepine mit kurzer Halbwertszeit ein, um einen morgendlichen Hangover zu vermeiden; also ist **C falsch.** Nach dem Gesagten wirken Benzodiazepine als $GABA_A$-Agonisten, nicht als Antagonisten; folglich ist **D falsch.**

EA4.21.1: Bis jetzt sind kaum Fälle bekannt, in denen Suizide mit hohen Benzodiazepindosen allein erfolgreich waren. Die Situation ist natürlich eine andere, wenn weitere Substanzen eingenommen wurden, z. B. Alkohol.

AK4.22: Richtige Antworten sind *A* und *C*

Clomipramin ist ein trizyklisches Antidepressivum, welches sehr selektiv auf die Serotonin-Wiederaufnahme wirkt; es ist nachgewiesenermaßen wirksam bei Zwangsstörungen (s. *EA4.22.1*); Gleiches gilt für die SSRI; also sind **A** und **C richtig.** Amitriptylin ist ein trizyklisches Antidepressivum, welches sowohl das Serotonin- wie das Noradrenalin-Reuptake inhibiert; es ist ein wirksames Antidepressivum, bei Zwangsstörungen aber ohne nennenswerten Effekt; somit ist **B falsch.** Clomethiazol wird zur Behandlung schwerer Alkoholentzugssymptome eingesetzt und hat keinen Effekt bei Zwängen; Gleiches gilt für die zur Behandlung der Alzheimer-Demenz verwendeten Acetylcholinesterasehemmer; folglich sind **D** und **E falsch.**

EA4.22.1: Zur Behandlung von Zwangsstörungen mit Clomipramin oder SSRI sind offenbar deutliche höhere Dosen als zur antidepressiven Therapie nötig. Zudem ist die Latenz bis zum Wirkungseintritt deutlich länger (bis zu zehn Wochen).

AK4.23: Richtige (d. h. als Aussagen *nicht zutreffende*) Antworten sind *B* und *E*

(Spontane?) Feuerung noradrenerger Neurone aus dem Locus caeruleus [coeruleus] im Hirnstamm wird als (eine) Grundlage von Panikattacken (mittlerweile eher kontrovers) diskutiert; somit als Aussage zutreffend, ist Antwort **A falsch** (gefragt war nach *nicht zutreffenden Aussagen).* Durch Virusbefall u. a. der Gliazellen kann es im Rahmen der HIV-Erkrankung zu zerebraler Symptomatik kommen, die mit Merkfähigkeits- und Konzentrationsstörungen sowie weiteren kognitiven Einschränkungen das Vollbild einer Demenz annehmen kann (AIDS-Demenz); somit ist Antwort **C falsch** (da *zutreffende Aussage*). Im Gehirn von Alzheimer-Patient*innen finden sich regelmäßig innerhalb der Neurone verklumpte Neurofibrillen (Alzheimer-Fibrillen oder Alzheimer-Degenerationsfibrillen, bestehend aus sogenanntem tau-Protein), die sonst selten gefunden werden (in geringen Mengen im physiologisch gealterten Gehirn; s. *EA4.23.1*); daher ist **D** als Antwort **falsch.** Bei **B** ist das Gegenteil der Fall: Die Alzheimer-Krankheit beginnt typischerweise schleichend und verläuft progredient ohne größere Sprünge im Verlauf, während die vaskuläre Demenz oft plötzlich (häufig nach einer zerebralen Durchblutungsstörung mit neurologischer Symptomatik) beginnt und sprunghaften Verlauf zeigt (mit überraschenden Besserungen und schlagartigen Verschlechterungen); somit ist **B richtig** (Aussage *nicht zutreffend*). Multiinfarktdemenz wurde früher synonym für vaskuläre Demenz gebraucht; heute wird sie als Unterform der vaskulären Demenz aufgefasst (nicht aber der Demenz bei Huntington-Krankheit); also ist **E richtig** *(nicht zutreffende Aussage)*.

EA4.23.1: Ablagerungen des Eiweißprodukts Amyloid (Amyloidplaques) zwischen den Neuronen finden sich ebenfalls gehäuft bei Alzheimer-Patient*innen, in kleineren Mengen aber auch im Altershirn. Vorkommen von Alzheimer-Fibrillen und Amyloidplaques ist deswegen nicht wirklich pathognomonisch für Alzheimer-Krankheit (das heißt streng beweisend), legt jedoch bei großer Häufigkeit der genannten pathologischen Strukturen die Diagnose nahe.

AK4.24: Richtige Antworten sind *A, C* **und** *D*

Bei sozialen Phobien wird Minderaktivität des dopaminergen Systems angenommen; dazu passt, dass von den Antidepressiva jene am wirksamsten sind, die auch auf den Dopaminhaushalt wirken, nämlich MAO-Hemmer. Der selektive und reversible MAO-Hemmer Moclobemid ist explizit zur Behandlung der sozialen Phobie zugelassen; somit ist **A richtig.** Buspiron wirkt bei Generalisierter Angststörung, nicht bei Panikstörung; folglich ist **B falsch.** SSRI sind wirksam bei Impulskontrollstörungen; ob sie von Personen mit dissozialer Persönlichkeitsstörung regelmäßig genommen würden, ist fraglich. Den Versuch könnte man immerhin machen; somit ist **C richtig.** Ohne dass man den Pathomechanismus kennt, ist gut belegt, dass, speziell bei disponierten Personen, Panikattacken tatsächlich durch Lactatinfusionen oder CO_2-Atmung provoziert werden können; also ist **D richtig.** Der therapeutische Schlafentzug verbessert nicht selten depressive Symptomatik, hat aber keine antimanische Wirkung (s. *EA4.24.1*); daher ist **E falsch.**

EA4.24.1: Bipolare Patient*innen sollen danach zuweilen sogar in einen hypomanischen Zustand geraten.

AK4.25: Richtige Antworten sind *B, C* und *E*

Antwort **A** ist **falsch**. Der induzierte epileptische Anfall sollte möglichst kurz sein. Sobald im EEG die ersten Spikes und Waves auftauchen, werden die Elektroden entfernt. Das Geschehen dauert in der Regel nicht länger als eine Minute. Gabe von Schilddrüsenhormonen als Zusatz zur Antidepressivatherapie verbessert oft die Wirksamkeit, wohl mindestens ähnlich gut wie die Lithiumaugmentation; auch werden diese Hormone in aller Regel besser vertragen und haben eine größere therapeutische Breite. Somit ist **B richtig**. **Richtig** ist auch **C**, denn gerade bei jüngeren Personen, vornehmlich weiblichen Geschlechts, manifestiert sich die Autoimmunkrankheit Hashimoto und ähnelt in ihrer Symptomatik oft depressiven Störungen. Die Dysthymie sollte zwar vornehmlich psychotherapeutisch behandelt werden; oft werden begleitend aber Antidepressiva verordnet. Somit ist **D falsch**. Antwort **E** ist hingegen **richtig**. Da bipolare Störungen oft schon in jüngerem Alter einsetzen und häufig mit einer depressiven Episode beginnen, sollte man hier stets nachdrücklich fragen, ob im engeren oder auch weiteren Familienkreis Personen „manisch-depressiv" waren oder sind.

AK4.26: Richtige Antworten sind *C, D* und *E*

Acetylcholinesterasehemmer verhindern die Zerlegung von Acetylcholin im synaptischen Spalt und erhöhen damit die Verfügbarkeit dieses Transmitters (sind also Cholinagonisten, eigentlich: Acetylcholinagonisten); somit ist Antwort **A falsch**. **B** ist ebenfalls **falsch**, denn die Wirksamkeit (im Vergleich zu Placebo) bei zumindest leichten bis mittelschweren depressiven Zuständen ist nachgewiesen, und Medikamente mit diesem Inhaltsstoff sind deshalb zur Behandlung leichter und mittelschwerer Episoden zugelassen (sind damit auch verschreibungsfähig). **C** ist hingegen **richtig**; dies ist insofern von Bedeutung, als man bei nachgewiesener Schwangerschaft Lithiumsalze sofort absetzen sollte, andererseits bei diesen Stoffen langsames Ausschleichen unbedingt ratsam ist. **D** und **E** sind ebenfalls **richtig**.

AK4.27: Richtige Antworten sind *A, C* und *D*

AChE-I ist die Abkürzung für Acetylcholin-Inhibitoren, also Acetylcholinesterasehemmer; also ist **A richtig**. Antwort **B** ist **falsch**, denn gerade bei Olanzapin (z. B. Zyprexa®) werden oft extreme Gewichtszunahmen bereits nach kurzer Zeit der Einnahme beschrieben. **C** ist **richtig**; dieser Stoff wird u. a. zur Behandlung gewisser extrapyramidaler Nebenwirkungen eingesetzt. **D** ist **richtig**. **Falsch** ist hingegen **E**, denn das Abhängigkeitspotenzial der Benzodiazepine gilt als hoch, und an PTBS Leidende sind stark abhängigkeitsgefährdet.

5 Vegetatives Nervensystem; Hormone; endokrine Erkrankungen

5.1 Lernziele; wichtige Stichworte

Zunächst soll der *Aufbau des vegetativen Nervensystems,* insbesondere bezüglich seiner efferenten Anteile *Sympathikus* und *Parasympathikus* bekannt sein, zudem Kenntnisse afferenter viszeraler Anteile und des Darmnervensystems vorliegen.

Stichworte: somatisches und *vegetatives* Nervensystem (VNS; ANS) – zentrale und periphere Anteile des VNS – *Sympathikus* (Ursprung der präganglionären Neurone, Verlauf zu den Ganglien, Bedeutung des *Grenzstranges* und der unpaaren Ganglien, *Transmitter* und *Rezeptortypen an den ganglionären Synapsen,* Verlauf der postganglionären Neuronen, *Transmitter* und *Rezeptortypen* an den Synapsen zwischen *postganglionären Neuronen und Effektororganen* [Endorganen], Besonderheiten des *Nebennierenmarks,* Eigenheit der Schweißdrüsen) – *Parasympathikus* (Ursprung der präganglionären Neurone, Verlauf zu den Ganglien bzw. den nicht ganglionär organisierten Umschaltstellen, Bedeutung des *N. vagus* und anderer *Hirnnerven* mit parasympathischen Fasern, Lage und Bedeutung des N. pelvinus, *Transmitter* und *Rezeptortypen* an den *Synapsen zwischen präganglionären und postganglionären Neuronen,* Verlauf der postganglionären Neurone, *Transmitter* und *Rezeptortypen* an den Synapsen zwischen postganglionären Neuronen und Effektororganen, nicht parasympathisch innervierte Organe) – *generelle Effekte von sympathischer und parasympathischer Aktivierung* – Wirkungen von Sympathikus und Parasympathikus auf die einzelnen *Organsysteme* bzw. bestimmte *Funktionen (Herz-Kreislauf-System, Magen-Darm-System, Bronchien, Pupille,* Ziliarapparat der Linse *[Nah-* und *Fernakkommodation], Speichelsekretion, Aktivität der Harnblase* und ihre Regulation [M. detrusor und M. sphincter vesicae]) – *pharmakologische Beeinflussung vegetativer Reaktionen* (ganglionäre Angriffspunkte [insbesondere vegetative Effekte von *Nikotin*], *Stimulatoren* und *Blocker* der sympathischen Synapsen an den Effektororganen [*Betastimulatoren* und *Betablocker*], *Stimulatoren* und *Blocker* der *parasympathischen Synapsen* an den Effektororganen [insbesondere Muskarin und *Atropin*]) – Darmnervensystem – Bahnen der viszeralen Sensibilität.

Weiter sollen die wichtigsten *Hormone* mit ihren *Bildungsstätten,* ihren *Zielorganen* und *Effekten* sowie den *Regulationsmechanismen* ihrer Ausschüttung bekannt sein; in diesem Zusammenhang soll auch Kenntnis einiger häufiger *endokriner Erkrankungen* vorliegen.

Stichworte: Einteilung der *Hormone* (nach klassischen, nicht klassischen und Gewebshormonen; nach ihrer chemischen Struktur; nach den Kategorien glandotrope und nicht glandotrope Hormone) – *Mechanismen* der Hormonbildung, Freisetzung und Wirkung am *Erfolgsorgan* (Reize für Hormonausschüttung, Rückkoppelungsmechanismen [mit Beispielen], Hormonrezeptoren) – Hormone der *Bauchspeicheldrüse* (Effekte von *Insulin* und Glucagon), *Diabetes mellitus* – Hormone der *Schilddrüse* (Bildung, Wirkungen), *Hyper-* und *Hypothyreose* – Calcitonin; Nebenschilddrüsen, Parathormon – Hormone des *Nebennierenmarks* (*Adrenalin* und *Noradrenalin* mit Wirkungen an den einzelnen Organen, Rezeptortypen) – Hormone der *Nebennierenrinde:* Einteilung, Synthese, Wirkungen (wichtig besonders hier: *Cushing-Syndrom*); Regulation ihrer Ausschüttung (*Achse-Hypothalamus-Hypophyse-Nebennierenrinde;* negative Rückkoppelung) – *Hypophyse:* Lage und Aufbau, Unterteilung in Lappen; glandotrope und nicht glandotrope Hormone des Hypophysenvorderlappens (HVL, Adenohypophyse) – Hormone des Hypophysenhinterlappens – wichtige *endokrine Erkrankungsbilder:* Diabetes insipidus, Hyperprolactinämie (z. B. bei Neuroleptikatherapie), hypophysärer Minderwuchs, Akromegalie – *Hypothalamushormone:* Bedeutung der Releasing- und Inhibiting-Hormone – *Keimdrüsen* und *Sexualhormone:* Überblick über die Regulation der Ausschüttung (Achse Hypothalamus-Hypophyse-Gonaden) – *männliche Sexualhormone:* Testosteron und andere Androgene (Bildung, Regulation der Ausschüttung; Wirkungen); Effekte von Kastration – *weibliche Sexualhormone:* Bildung und Funktion von *Östrogenen* und *Gestagenen;* Östrogensubstitution – Beispiele für weitere hormonproduzierende Gewebe: Niere, Epiphyse, Thymus, Magen-Darm-Trakt – Gewebshormone (Erklärung des Begriffs, Beispiele).

5.2 Fragen

Einfachauswahlaufgaben

F5.1:	**Welche Aussage trifft nicht zu?**
A)	Die Perikaryen der präganglionären Neurone des Sympathikus liegen in Brust- und oberem Lumbalmark.
B)	Die Umschaltung der präganglionären auf die postganglionären Neurone des Sympathikus geschieht u. a. im Grenzstrang.
C)	Präganglionäre parasympathische Neurone liegen mit ihren Perikaryen entweder im Hirnstamm oder im Sakralmark.
D)	Die Schweißdrüsen werden ausschließlich parasympathisch versorgt.
E)	Das Nebennierenmark ist ein umgewandeltes sympathisches Ganglion und besitzt daher nikotinerge Acetylcholinrezeptoren.

F5.2:	Welchen Effekt hat die Anregung des Sympathikus nicht?
A)	Erweiterung der Pupille
B)	Erhöhung der Pulsfrequenz
C)	Verengung der Bronchien
D)	Reduktion der Magen-Darm-Aktivität
E)	verstärktes Schwitzen

F5.3:	Welches der folgenden Hormone wird von der Nebennierenrinde gebildet?
A)	Insulin
B)	ACTH
C)	Prolactin
D)	Cortisol
E)	Adrenalin

F5.4:	Welches Symptom passt nicht zur Hypothyreose?
A)	Feuchte, warme Haut
B)	Depressivität
C)	Gewichtszunahme
D)	erhöhter Cholesterinspiegel
E)	Ermüdbarkeit

Mehrfachauswahlaufgaben

F5.5:	**Für die synaptische Übertragung in den sympathischen Ganglien gilt** *(2 Antworten)***:**
A)	Transmitter ist Acetylcholin.
B)	Die Rezeptoren sind adrenerg vom Typ β_1.
C)	Die Rezeptoren sind adrenerg vom Typ β_2.
D)	Die Rezeptoren sind muskarinerg.
E)	Die Rezeptoren sind nikotinerg.

F5.6:	**Welche der folgenden Symptome sind beim Cushing-Syndrom (Hypercortisolismus) nicht zu erwarten** *(2 Antworten)***?**
A)	Osteoporose
B)	Hypotonie
C)	Wassereinlagerung
D)	Gewichtszunahme
E)	erniedrigter Blutzuckerspiegel

F5.7:	**Welche Aussagen sind richtig** *(2 Antworten)***?**
A)	Der medizinische Ausdruck für die Zuckerkrankheit ist Diabetes insipidus.
B)	Diabetes Typ 2 wurde früher auch als juveniler Diabetes bezeichnet.
C)	Bei nicht adäquat behandeltem (oder behandelbarem) Diabetes resultiert oft eine Retinopathie.
D)	Diabetes Typ 1 ist wahrscheinlich eine Autoimmunerkrankung.
E)	Beim hypoglykämischen Koma verabreicht man parenteral Insulin.

F5.8:	**Was sind glandotrope Hormone des Hypophysenvorderlappens** *(2 Antworten)*?
A)	Prolactin
B)	TSH (thyreoideastimulierendes Hormon)
C)	GnRH (Gonadotropin-Releasing-Hormon)
D)	Calcitonin
E)	LH (luteinisierendes Hormon)

F5.9:	**Welche Aussagen sind richtig** *(3 Antworten)*?
A)	Bei Überproduktion des Parathormons kann es zu Nierensteinen und Verkalkungen des Nierengewebes kommen.
B)	Adrenalin erhöht die Konzentration energiereicher Stoffe im Blut.
C)	Die Hormone der Nebennierenrinde gehören zu den Peptidhormonen.
D)	Glucagon senkt den Blutzuckerspiegel.
E)	Erythropoetin wird in der Niere produziert und regt die Bildung roter Blutkörperchen an.

F5.10:	**Welche Aussagen sind richtig** *(3 Antworten)*?
A)	Der Hypophysenvorderlappen besitzt Glucocorticoidrezeptoren.
B)	CRH (Corticotropin-Releasing-Hormon) veranlasst direkt die Nebennierenrinde zur Produktion von Cortisol.
C)	Melatonin ist ein Hormon des Hypophysenvorderlappens.
D)	Zwischen der hypophysären ACTH-Ausschüttung und der Glucocorticoidsekretion der Nebennierenrinde besteht ein negativer Rückkoppelungsmechanismus.
E)	Bei Erkrankungen der Hypophyse im Kindesalter kann Minderwuchs eintreten.

F5.11: Welche Aussagen sind richtig *(3 Antworten)*?	
A)	Die Gonadotropine werden vom Hypothalamus gebildet.
B)	LH regt die Leydig-Zwischenzellen des Hodens zur Bildung von Testosteron an.
C)	Androgene werden auch in der Nebennierenrinde produziert.
D)	Gewebshormone erreichen unter Umgehung des Blutwegs durch Diffusion ihre Zielorgane.
E)	Androgene haben katabole Wirkung.

5.3 Antworten mit Kommentaren; ergänzende Anmerkungen

AK5.1: Richtige Antwort ist *D* (einzige *nicht zutreffende* Aussage)

Die präganglionären Neurone beginnen in den Seitenhörnern des Brustmarks (Thorakalmarks) und des oberen Lumbalmarks (haben dort ihre Perikaryen [Zellkörper]); die Axone verlassen mit den Vorderwurzeln das Rückenmark, schließen sich kurz dem gemischten Nerven an, um ihn aber sofort in Richtung Grenzstrang (Aufreihung von Ganglien beidseits der Wirbelsäule) zu verlassen. Dort endet ein großer Teil der präganglionären Neurone und wird auf postganglionäre Neurone umgeschaltet. (Andere durchbrechen die Ganglien des Grenzstranges und erfahren ihre Umschaltung erst in den sogenannten unpaaren [oder prävertebralen] Ganglien des Bauchraums; s. *EA5.1.1*); also sind **A** und **B** als Antworten **falsch** (weil *als Aussagen zutreffend*). Präganglionäre Fasern zum Nebennierenmark (NNM) durchbrechen ebenfalls den Grenzstrang und enden ohne Umschaltung direkt am Organ, wobei der Überträgerstoff Acetylcholin ist und die Rezeptoren am NNM nikotinerg sind; das NNM ist nämlich ein umgewandeltes sympathisches Ganglion; die davon ausgehenden postganglionären Neurone sind extrem kurz und enden nicht an anderen Organen, sondern (vereinfacht ausgedrückt) direkt im Blut; somit ist **E** als Antwort **falsch** (als *Aussage zutreffend*). Die präganglionären Neurone des Parasympathikus beginnen im Hirnstamm und im Sakralmark (haben dort ihre Perikaryen); die aus dem Hirnstamm kommenden Axone ziehen mit einigen Hirnnerven (z. B. N. III = N. oculomotorius; N. X = N. vagus) zu den Ganglien (bzw. zu nicht in Ganglien organisierten Umschaltstellen), die aus dem Sakralmark kommenden Axone mit den Beckennerven (Nn. pelvini oder Nn. pelvici) in den unteren Bauchraum; also ist Antwort **C falsch** (weil als *Aussage zutreffend*). Die Schweißdrüsen werden nicht ausschließlich parasympathisch, sondern im Gegenteil nur von sympathischen Fasern versorgt (s. *EA5.1.2*); somit ist **D richtig** (denn als *Aussage nicht zutreffend*).

EA5.1.1: Die Endknöpfchen der präganglionären sympathischen Axone lagern sich an die Dendriten der multipolaren postganglionären Neurone an (also nahe deren Perikaryen); beim Sympathikus (beim Parasympathikus nur im Kopfbereich) geschieht dies in Form von Ganglien: Hier liegen viele Perikaryen postganglionärer Neurone beisammen; die Endstücke der präganglionären Neurone, die Perikaryen der postganglionären Neurone und die Anfangsstücke der postganglionären Axone sind von einem Fasergeflecht mit Bindegewebshülle umgeben, sodass kugelförmige Strukturen (eben die Ganglien) entstehen. Diese Kügelchen ziehen sich beim Sympathikus beiderseits längs der Wirbelsäule (paravertebrale Ganglien) und sind durch Nervenfasern verbunden (der sogenannte Grenzstrang). Viele präganglionäre sympathische Neurone – insbesondere jene zu Organen des Bauchraums – durchbrechen ohne Umschaltung den Grenzstrang und ziehen zu prävertebralen (vor der Wirbelsäule, d. h. an der Hinterwand des Bauchraums gelegenen) Ganglien; weil diese nicht paarweise symmetrisch vorkommen, heißen sie auch unpaare Ganglien. Dazu gehört das Ganglion coeliacum (genauer: mehrere Ganglia coeliaca), von denen postganglionäre Neurone zum oberen Bauchraum (Magen, Duodenum, Leber, Milz, Pankreas) abgehen, das Ganglion mesentericum superius (mit postganglionären Neuronen zum unteren Dünndarm und Teilen des Dickdarms) und das Ganglion mesentericum inferius (mit postganglionären Neuronen zu den Organen des Beckenraums). Anatomisch kompliziert wird es insofern, als sich die postganglionären Fasern (oft aus verschiedenen Ganglien) zu Geflechten (Plexus) zusammenschließen und nach erneuter Aufspaltung die Organe versorgen. Beim Parasympathikus erfolgt die Umschaltung typischerweise nicht in Ganglien (außer im Kopfbereich), sondern diffus in unmittelbarer Nähe der Effektororgane (oft erst in deren Wand). Es genügt aber für das Verständnis physiologischer Zusammenhänge zu wissen, dass es stets ein präganglionäres und ein postganglionäres Neuron gibt (eine nur scheinbare Ausnahme: NNM) und dass zwischen prä- und postganglionärem Neuron eine Synapse sitzt, eine zweite Synapse zwischen postganglionärem Neuron und Effektororgan und dass die synaptischen Übertragungen pharmakologisch beeinflusst werden können (beim Sympathikus anders als beim Parasympathikus).

EA5.1.2: Überträgerstoff ist aber hier (als echte Ausnahme) Acetylcholin, die Rezeptoren an den Schweißdrüsen sind muskarinerg. Dies hat zur Konsequenz, dass Atropin auch die Schweißsekretion blockiert. Daher haben Personen mit Atropinvergiftung (z. B. Kinder, die eine Tollkirsche verzehrt haben) trockene Haut und zeigen deutlich erhöhte Temperatur (Folge der fehlenden Wärmeabgabe durch den Schweiß).

AK5.2: Richtige Antwort ist *C*

Anregung des Sympathikus (sofern nicht pharmakologisch provoziert) findet sich v. a. in Situationen der Auseinandersetzung mit der Umwelt; daraus lassen sich die meisten Reaktionen leicht herleiten: Erweiterung der Pupillen, Erhöhung der Pulsfrequenz, Erweiterung der Bronchien; somit sind **A** und **B falsch**, **C richtig** (Verengung der Bronchien ist *kein sympathischer* Effekt). Gleichzeitig werden körperliche

Prozesse heruntergefahren, welche der Regeneration dienen (z. B. Verdauungsaktivität und in diesem Kontext Aktivität der Verdauungsdrüsen); somit ist Antwort **D falsch** (Reduktion der Magen-Darm-Aktivität *ist* zu erwarten). Die Schweißdrüsen sind (ausschließlich) sympathisch innerviert (Überträgerstoff dort aber Acetylcholin; s. *EA5.1.2* bei *AK5.1*); bei sympathischer Aktivierung ist daher verstärktes Schwitzen zu erwarten; somit ist **E falsch**.

AK5.3: Richtige Antwort ist *D*

Insulin wird vom endokrinen Pankreas produziert, ACTH (adrenocorticotropes Hormon) und Prolactin vom Hypophysenvorderlappen, Adrenalin vom Nebennierenmark (s. *EA5.3.1*); somit sind **A**, **B**, **C** und **E falsch**. Cortisol ist hingegen ein Glucocorticoid und wird von der Nebennierenrinde gebildet; folglich ist **D** die **richtige Antwort**.

EA5.3.1: Man muss sich klar sein, dass die den Nieren (renes) aufsitzenden beiden Nebennieren (Glandulae suprarenales) eine Zusammensetzung zweier gänzlich unterschiedlicher Hormondrüsen sind: Im Inneren liegt das umgewandelte sympathische Ganglion Nebennierenmark (NNM; Medulla glandulae suprarenalis). Dieses umgibt rindenförmig die Nebennierenrinde (Cortex glandulae suprarenalis); deren Hormone werden daher auch Corticoide genannt.

AK5.4: Richtige Antwort ist *A*

Bei der Hypothyreose (s. *EA5.4.1*) ist die Haut kalt und trocken; daher ist **A richtig** (das Symptom „warme und feuchte Haut" *passt nicht dazu*). Alle anderen Symptome sind bei dieser Hormonstörung häufig; insbesondere ist die starke Ermüdbarkeit, die mit Antriebs- und Interessenlosigkeit sowie gedrückter Stimmung (Zeichen u. a. eines depressiven Syndroms) einhergeht, als psychisches Symptom oft auffällig (s. *EA5.4.2*); somit sind **B** und **E falsch** (sind als Symptome *nicht unpassend*). Durch den reduzierten Stoffwechsel (bei vermindertem Grundumsatz) kommt es häufig zu Gewichtszunahme (s. *EA5.4.3*) und Erhöhung des Cholesterinspiegels (mit der Folge arterieller Veränderungen); also sind **C** und **D falsch**.

EA5.4.1: Hypothyreose kann verschiedene Ursachen haben: Sie kann u. a. bereits angeboren sein (Kretinismus, z. B. in Gebieten mit Jodmangel), sich als Folge einer Schilddrüsenentzündung entwickeln oder iatrogen bedingt sein (z. B. als Folge einer Strumaresektion mit ungenügender Substitution von Schilddrüsenhormon); eine Struma (Kropf) kann bei Hypothyreose vorliegen (muss aber nicht). Nicht ganz selten als Ursache, v. a. bei Mädchen und jüngeren Frauen, ist die Hashimoto-Thyreoditis, eine Autoimmunkrankheit, an deren Vorliegen man bei Vorliegen depressiver Symptomatik denken sollte.

EA5.4.2: Hypothyreose ist wichtige Ursache sekundärer (durch eine organische Grundkrankheit bedingter) Depressionen. Interessanterweise lässt sich bei manchen depressiven Patient*innen die Wirksamkeit von Antidepressiva steigern, auch wenn die Personen euthyreot sind (normale Schilddrüsenfunktion aufweisen).

EA5.4.3: Umgekehrt nehmen manche Personen (z. B. Patientinnen mit Anorexia nervosa) Schilddrüsenhormone zur Gewichtsreduktion ein.

AK5.5: Richtige Antworten sind *A* und *E*

In den Ganglien (bzw. allgemeiner: bei der Übertragung von prä- auf postganglionäres Neuron) sowohl des Sympathikus wie des Parasympathikus ist der Transmitter Acetylcholin, wobei die Rezeptoren am postganglionären Neuron nikotinerg sind; somit sind **A** und **E richtig.** β_1- und β_2-Rezeptoren finden sich an den Synapsen zwischen sympathischen postganglionären Neuronen und Effektororganen (s. *EA5.5.1*); somit sind **B** und **C falsch**. Muskarinerge Rezeptoren liegen an den Synapsen von parasympathischen postganglionären Neuronen und Effektororganen (s. *EA5.5.2*); somit ist **D falsch**.

EA5.5.1: Nachdem der Transmitter dort Noradrenalin ist, müsste man eigentlich von noradrenergen Rezeptoren sprechen. Da aber auch Adrenalin als Hormon des Nebennierenmarks dort andockt, hat sich die Bezeichnung adrenerg durchgesetzt.

EA5.5.2: Als Eselsbrücke könnte man verwenden, dass an den *Muskeln* innerer Organe (z. B. den Herzmuskelzellen oder den glatten Muskelzellen der Drüsen) *muskarinerge* Rezeptoren sitzen.

AK5.6: Richtige Antworten sind *B* und *E*

Beim Cushing-Syndrom (s. *EA5.6.1*) kommt es durch den chronisch erhöhten Cortisolspiegel zum Abbau von Eiweiß (auch aus Muskulatur und Knochen) und damit zu Osteoporose (Entkalkung der Knochen); somit ist **A falsch** *(Symptom ist zu erwarten)*. Da Cortisol nicht nur auf den Zuckerstoffwechsel wirkt, sondern auch die Rückresorption von Salzen und Wasser in der Niere fördert (sogenannte mineralocorticoide Wirkung), kann es zu Einlagerung von Wasser kommen; also ist **C falsch**. Der durch den Eiweißabbau aus den Muskeln frei werdende Zucker wird in Fett verwandelt, was zu einer generellen Gewichtszunahme führt und charakteristische körperliche Veränderungen mit sich bringt (s. *EA5.6.2*); daher ist **D falsch**. Durch die Retention von Wasser und Salzen kommt es zu Erhöhung des Blutdrucks (Hypertonie); somit ist **B richtig** (Hypotonie, d. h. erniedrigter Blutdruck, ist *nicht zu erwarten*). Die Unfähigkeit, Zucker in Eiweiß zu verwandeln (bzw. der Abbau von Proteinen, um Glukose zu gewinnen), führt zu erhöhter Glukosekonzentration im Blut (erhöhtem Blutzuckerspiegel; *EA5.6.3*); somit ist **E richtig.** (Erniedrigter Blutzuckerspiegel [Hypoglykämie] ist *nicht zu erwarten,* außer eventuell als vorübergehende Dysregulation.)

EA5.6.1: Als Cushing-Syndrom bezeichnet man die Symptome, die sich als Folge eines über längere Zeit erhöhten Cortisolspiegels (Hypercortisolismus) ergeben; es kann verschiedene Ursachen haben: Bei der eigentlichen Cushing-Krankheit (Morbus Cushing) liegt ein ACTH-produzierender Tumor der Hypophyse vor;

gelegentlich produzieren aber auch Tumoren an anderer Stelle ACTH; ein solches paraneoplastisches (als Nebeneffekt eines Tumors auftretendes) Cushing-Syndrom kann z. B. bei bestimmten bösartigen Tumoren der Lunge vorkommen. Keineswegs selten ist auch der medikamentöse oder „iatrogene" (vom Arzt hervorgerufene) „Cushing" als Folge von ACTH-Gabe oder Medikation von Stoffen mit Cortisolwirkung (z. B. Cortisol oder synthetischen Glucocorticoiden wie Dexamethason oder Prednisolon); so entwickeln Personen, welche wegen Asthma oder Allergien über Jahre diese Medikamente einnehmen müssen, nicht selten ein Cushing-Syndrom. Zu erwähnen ist weiter, dass im Rahmen eines Cushing-Syndroms zuweilen psychische Veränderungen auftreten, beispielsweise nicht selten ein depressives Syndrom beobachtet wird.

EA5.6.2: Das Fett sammelt sich v. a. in der Bauchgegend an (Stammfettsucht), was besonders mit den durch den Muskelschwund dünn gewordenen Beinen kontrastiert. Weiter finden sich Fettablagerungen im Nacken („Büffelnacken" oder „Stiernacken") sowie im Bereich der Wangen und unterhalb des Kinns („Vollmondgesicht").

EA5.6.3: Zuweilen findet man in der Literatur auch den Ausdruck „Steroiddiabetes".

AK5.7: Richtige Antworten sind *C* und *D*

Die „Zuckerkrankheit" ist der Diabetes mellitus (s. *EA5.7.1*); also ist **A falsch.** Als juveniler (jugendlicher) Diabetes wurde früher (teilweise auch heute noch) der *Diabetes mellitus Typ 1* bezeichnet, da er sich typischerweise bereits im Kindes- und Jugendalter manifestiert; somit ist **B falsch.** Durch den bei nicht ausreichend „eingestelltem" Diabetes erhöhten Blutzuckerspiegel kann es u. a. zur Schädigung der Netzhaut (Retina) kommen (Retinopathie; s. *EA5.7.2*); somit ist **C richtig.** Diabetes Typ 1 ist durch einen Mangel an Insulin gekennzeichnet (s. *EA5.7.3*), der u. a. auf Untergang der Insulin produzierenden B-Zellen im endokrinen Pankreas (d. h. den Langerhans'schen Inseln der Bauchspeicheldrüse) zurückzuführen ist, diese gehen vermutlich durch Autoimmunreaktionen (Abwehrreaktionen gegen körpereigene Bestandteile mit deren Abstoßung) zugrunde; Antwort **D** ist folglich **richtig.** Beim hypoglykämischen Koma liegt eine Bewusstseinseintrübung (bis hin zur Bewusstlosigkeit) durch erniedrigten Blutzuckerspiegel vor (was bei Diabetiker*innen als Stoffwechselentgleisung nicht selten ist; s. *EA5.7.4*); in diesem Fall darf man natürlich nicht das den Glucosespiegel senkende Insulin spritzen, sondern muss Glucose zuführen; also ist **E falsch.**

EA5.7.1: Diabetes insipidus ist eine endokrine Erkrankung, bei der das Hormon ADH (antidiuretisches Hormon = Adiuretin = Vasopressin) nicht in genügender Menge aus der Neurohypophyse (dem Hypophysenhinterlappen) ausgeschüttet wird. Da dieses die Rückresorption von Wasser in der Niere bewirkt, kommt es beim Diabetes insipidus zu massiver Urinproduktion (und folglich zu entsprechender Flüssigkeitsaufnahme). Diabetes bedeutet allgemein Wasserverlust durch die Niere; der Diabetes mellitus ist einerseits durch häufiges und starkes Wasserlassen (Polyurie) und großen Durst gekennzeichnet, andererseits durch süßlichen Geruch und Geschmack des Urins (von lat. mel = Honig).

EA5.7.2: Retinopathie bedeutet allgemein Netzhautleiden. Bei der diabetischen Retinopathie finden sich Verengungen sowie Aussackungen von Gefäßen mit Blutungen und Ablagerungen sowie gleichzeitige Bildung neuer kleiner Gefäße. Weitere mögliche Spätkomplikationen sind die diabetische Nephropathie mit zunehmender Einschränkung der Nierenfunktion, die Angiopathie (Veränderung von Gefäßen) mit diversen Folgen (Geschwürbildungen am Fuß, koronare Herzkrankheit) sowie die diabetische Polyneuropathie mit Zerstörung von Markscheiden und Axonen.

EA5.7.3: Beim Diabetes mellitus Typ 2 (oft als „Altersdiabetes" bezeichnet) ist nicht der absolute Insulinspiegel erniedrigt, sondern das Insulin zeigt nicht volle Wirkung (bzw. die Insulinrezeptoren reichen, häufig infolge übermäßigen Körpergewichts, zahlenmäßig nicht aus). Der Typ 1 Diabetes (mit absolutem Insulinmangel) ist nur mit parenteral (in Form von subkutanen Spritzen) verabreichtem Insulin zu behandeln (ist „insulinpflichtig"); bei Typ 2 Diabetes reicht häufig Diät, eventuell auch Gabe von Medikamenten aus, die über unterschiedliche Mechanismen den Blutzucker niedrig halten (orale Antidiabetika).

EA5.7.4: Koma (von dem altgriechischen Wort für „tiefen Schlaf") bedeutet allgemein erhebliche Bewusstseinseintrübung. Beim diabetischen (genauer: hyperglykämischem) Koma ist dies eine Folge des erhöhten Blutzuckerspiegels (hier muss man zu dessen Senkung Insulin spritzen), beim hypoglykämischen Koma (was sehr ähnlich aussieht) resultiert es aus erniedrigter Glucosekonzentration im Blut. Weiter gibt es u. a. das urämische Koma (in den Endstadien einer Niereninsuffizienz) und das hepatische Koma (als Folge schwerer Lebererkrankungen mit Störungen der Entgiftungsfunktionen).

AK5.8: Richtige Antworten sind *B* und *E*

Glandotrope Hormone sind solche, die auf andere endokrine Drüsen wirken. Im Hypophysenvorderlappen (HVL, Adenohypophyse) werden deren vier gebildet, u. a. TSH (welches die Schilddrüse zur Produktion der Hormone T_3 und T_4 veranlasst) und LH, welches wiederum auf die Hormondrüsen Ovarien (Eierstöcke) und Hoden wirkt; somit sind **B** und **E richtig.** Prolactin ist zwar ein Hormon des HVL, wirkt aber nicht auf endokrine, sondern exokrine Drüsen (die Milchdrüsen der Brust; s. *EA5.8.1*); also ist Antwort **A falsch.** GnRH ist zwar ein glandotropes Hormon (veranlasst den HVL zur Produktion und Ausschüttung von FSH und LH), wird aber im Hypothalamus gebildet. Calcitonin ist ein nicht glandotropes Hormon, welches in den C-Zellen der Schilddrüse produziert wird; folglich sind die Antworten **C** und **D falsch.**

EA5.8.1: Endokrine Drüsen (weitgehend identisch: Hormondrüsen) geben ihre Produkte ins Blut ab, exokrine Drüsen nach außen oder in Hohlräume des Körpers. Zu den exokrinen Drüsen gehören damit u. a. die Milchdrüsen, Schweißdrüsen, Talgdrüsen, die Prostata (Vorsteherdrüse) sowie die diversen Drüsen des Verdauungstrakts.

AK5.9: Richtige Antworten sind *A, B* und *E*

Das in den Nebenschilddrüsen (Epithelkörperchen) gebildete Parathormon setzt Calcium aus den Knochen frei; bei vermehrter Bildung dieses Hormons (s. *EA5.9.1*) kommt es daher zu erhöhtem Calciumspiegel im Blut, was zur Bildung von Nierensteinen und Ablagerung von Calcium im Nierengewebe (Nephrocalcinose) führen kann; somit ist **A richtig.** Adrenalin wird (angeregt durch sympathische Neurone aus dem Nebennierenmark) in „Stresssituationen“ ausgeschüttet und soll den Körper zur Bewältigung dieser Situationen befähigen. Dazu gehört die Bereitstellung von Energiereserven (durch Freisetzung von Fettsäuren aus den Fettzellen [Lipolyse] und Mobilisierung von Glucose aus der Speicherform Glykogen in der Leber [Glykogenolyse]); also ist **B richtig.** Die Hormone der Nebennierenrinde (Glucocorticoide, Mineralocorticoide und Androgene) gehören zu den Steroidhormonen (s. *EA5.9.2*), nicht zu den Peptidhormonen; folglich ist **C falsch.** Das im Inselapparat des Pankreas (dort in den A-Zellen) gebildete Glucagon hebt (u. a. durch Glykogenolyse [Aufspaltung der Speicherform Glykogen]) den Blutzuckerspiegel, ist also Antagonist zum ebenfalls in den Langerhans-Inseln des Pankreas (und zwar in den B-Zellen) produzierten Insulin; somit ist **D falsch.** Das in der Niere bei Sauerstoffmangel freigesetzte Erythropoetin regt im Knochenmark die Bildung von Erythrozyten (roten Blutkörperchen) an (s. *EA5.9.3*); somit ist **E richtig.**

EA5.9.1: Die vier an den Polen der Schilddrüse sitzenden Epithelkörperchen können versehentlich im Rahmen von Schilddrüsenoperationen geschädigt werden, womit es zum Absinken des Calciumspiegels im Blutplasma kommt (Hypocalcämie mit der Folge erhöhter muskulärer Erregbarkeit mit Krämpfen). Umgekehrt ist es bei erhöhtem Calciumspiegel (beispielsweise mit gehäuften Nierensteinen) zuweilen indiziert, die Epithelkörperchen zu entfernen.

EA5.9.2: Zu den Steroidhormonen, deren Synthese von Cholesterin ausgeht, gehören außerdem die Sexualhormone (Östrogene, Gestagene, Testosteron). Sie werden im Magen nicht zerstört und können daher – mit Ausnahme von Testosteronderivaten, die starker präsystemischer Elimination in der Leber unterliegen – zur Substitution oral verabreicht werden (z. B. Östrogentabletten in der Postmenopause, die „Pille“ zur Schwangerschaftsverhütung durch Eingriff in den Menstruationszyklus; allerdings werden bei der Hormonsubstitution in der Menopause oft auch „weibliche Geschlechtshormone“ über die Haut zugeführt, z. B. in Form von Gels). Anders ist es mit den (durch Verkettung von Aminosäuren gebildeten) Peptidhormonen, welche durch Eiweiß spaltende Enzyme im Magen-Darm-Trakt zerlegt werden; deshalb muss z. B. Insulin gespritzt werden.

EA5.9.3: Aufenthalt in großen Höhen mit sauerstoffarmer Luft führt über verstärkte Erythropoetinbildung zu Vermehrung der roten Blutkörperchen und damit zu besserer Sauerstoffbindung im Blut. Deshalb trainieren Sportler*innen nicht selten in großen Höhen. Erythropoetin, parenteral zugeführt, ist ein Dopingmittel (EPO).

AK5.10: Richtige Antworten sind *A, D* **und** *E*

Der Hypophysenvorderlappen (HVL) besitzt Bindungsstellen für die von der Nebennierenrinde (NNR) produzierten Glucocorticoide. Werden die Glucocorticoidrezeptoren am HVL verstärkt besetzt, drosselt der HVL seine Ausschüttung von ACTH, worauf die NNR die Glucocorticoidproduktion vermindert (negative Rückkoppelung; s. *EA5.10.1*); somit sind **A** und **D richtig.** CRH wird vom Hypothalamus ausgeschüttet und wirkt direkt auf den HVL (der CRH-Rezeptoren besitzt); werden diese angeregt, sezerniert der HVL mehr ACTH, was die NNR (über Stimulierung von ACTH-Rezeptoren) zur Ausschüttung von Glucocorticoiden veranlasst. CRH veranlasst die Cortisolproduktion folglich nur indirekt; also ist **B falsch.** Melatonin wird von der *Epiphyse* (Zirbeldrüse) gebildet, nicht von der Hypophyse (s. *EA5.10.2*); somit ist Antwort **C falsch.** Der hypophysäre Minderwuchs (Zwergwuchs), bedingt durch einen Mangel an Wachstumshormon (STH = somatotropes Hormon = Somatotropin = Growth Hormone = GH), tritt bei Erkrankungen der Hypophyse auf (Tumoren, Entzündungen); er kann auch Folge von Schädel-Hirn-Traumen sein, beispielsweise während der Geburt (s. *EA5.10.3*); folglich ist Antwort **E richtig.**

EA5.10.1: Diese negative Rückkoppelung ist in verschiedener Hinsicht von klinischer Bedeutung. Führt man extern Glucocorticoide zu, z. B. zur Behandlung von Asthma oder entzündlichen Gelenkerkrankungen, setzen sich diese an Glucocorticoidrezeptoren des HVL an, worauf die ACTH-Produktion reduziert und die NNR weniger stimuliert wird. Dabei kann es zur Atrophie (Rückbildung der NNR) kommen. Bei abruptem Absetzen der externen Glucocorticoide ist daher für gewisse Zeit (bis zur Rückbildung der Atrophie) mit einem Glucocorticoidmangel zu rechnen. Manchmal ist es daher sinnvoll, Glucocorticoide nicht zuzuführen, sondern durch parenterale Gabe von ACTH den Körper zur Mehrproduktion eigener Glucocorticoide zu veranlassen.

EA5.10.2: Melatonin, welches in der Epiphyse gebildet wird und wichtige Effekte auf die circadiane Uhr und den Schlaf-Wach-Rhythmus ausübt, ist nicht zu verwechseln mit dem HVL-Hormon Melanotropin (MSH; melanozytenstimulierendes Hormon); dieses führt zu verstärkter Pigmentierung der Haut; seine Bedeutung beim Menschen ist unklar. Bekanntlich sind Melatonintabletten in der USA als Mittel gegen den Jetlag, aber auch als gewöhnliches Schlafmittel sehr verbreitet und ohne Rezept in entsprechenden Läden leicht zu erhalten. Auch in Deutschland ist Melatonin mittlerweile als Schlafmittel zugelassen und verschreibungsfähig. Die Kosten werden von den Krankenkassen übernommen. Ebenso führen Drogerien Melatonin in Tabletten-, Pulver- und Spray-Form.

EA5.10.3: Der hypophysäre Minderwuchs ist gekennzeichnet durch kleine, aber proportionierte Gliedmaßen (im Gegensatz etwa zur erblichen Achondroplasie oder Chondrodystrophie, bei der durch Störung der Knorpelbildung die Extremitäten kurz sind, hingegen Rumpf und Kopf ungefähr Normalgröße haben; durch eine Störung der Entwicklung der knorpelig präformierten Schädelbasis ist allerdings auch der Kopf in sich disproportioniert).

AK5.11: Richtige Antworten sind *B, C* und *D*

Zu den Gonadotropinen (den auf die Gonaden wirkenden Hormonen) werden FSH und LH gerechnet; sie werden von der Hypophyse gebildet, nicht vom Hypothalamus (s. *EA5.11.1*); somit ist **A falsch.** Ein Gonadotropin ist das luteinisierende Hormon (LH), welches bei der Frau die Bildung von Gestagenen (z. B. Progesteron) im Corpus luteum (Gelbkörper, dem im Eierstock nach dem Eisprung verbleibenden Follikel) stimuliert, beim Mann die Leydig-Zwischenzellen des Hodens zur Testosteronproduktion anregt; also ist **B richtig.** Androgene sind „zum Mann machende Hormone" (s. *EA5.11.2*); dazu gehört beim Mann v. a. das Testosteron aus dem Hoden, daneben von geringerer Bedeutung Androgene der Nebennierenrinde. Bei der Frau ist die Nebennierenrinde die wichtigste Bildungsstätte von Androgenen (neben dem Ovar); somit ist **C richtig.** Androgene haben eine anabole, d. h. Proteine aufbauende Wirkung (daher ihr Missbrauch als Dopingmittel); Antwort **E** (katabole Wirkung) ist somit **falsch.** Antwort **D** ist **richtig:** Gewebshormone (z. B. Prostaglandine) werden in Gewebe ohne spezifischen Drüsencharakter gebildet (Prostaglandine in geschädigtem Gewebe) und erreichen durch Diffusion ihre nahe gelegenen Zielorte (hier die Nozizeptoren). Manchmal spricht man in diesem Kontext auch von „parakriner Wirkung".

EA5.11.1: Was im Hypothalamus gebildet wird, ist das Gonadotropin-Releasing-Hormon (GnRH), das die Hypophyse zur Produktion von FSH und LH anregt.

EA5.11.2: Da Androgene auch bei der Frau vorkommen (dort ähnlich wie bei Männern wirken, sofern die entsprechenden Zielorgane vorhanden sind), ist die Bezeichnung „männliche Sexualhormone" nicht ganz korrekt.

6 Physiologie und Pathophysiologie innerer Vorgänge; Erkrankungen des Herz-Kreislauf-Systems, der Nieren, des Atmungsapparats und der Verdauungsorgane

6.1 Lernziele; wichtige Stichworte

Überblick: Die Fragen dieses Kapitels beziehen sich auf die Kapitel 6 (Herz-Kreislauf-System; Niere; Atmungsapparat) und 7 (Verdauungssystem; Nahrungsaufnahme) von Köhler (2020a). Die Zusammenfassung geschieht aufgrund der Überlegung, dass Kenntnis dieser Vorgänge und der entsprechenden Erkrankungen letztlich eher wenig bedeutsam für psychotherapeutisches Handeln ist und nur mit wenigen Fragen pro Themenkomplex abgedeckt werden soll. Fragen zum Blut, den blutbildenden Organen und zum Immunsystem sollen ein eigenes (sehr kurzes) Kapitel bilden. Fragen zum unteren Urogenitalsystem (z. B. Harnblase, Harnröhre) werden in Zusammenhang mit Sexualität und Fortpflanzung in Kapitel 8 präsentiert.

Zunächst sollen *Kenntnisse* vom *Aufbau* und den *Regulationsprinzipien* des *Herz-Kreislauf-Systems* vorliegen und in diesem Zusammenhang Wissen über *Herz-* und *Gefäßkrankheiten*.

Stichworte: Aufbau des Herzens – *Koronarien* – großer und kleiner *Kreislauf* – Erregungsbildung und Erregungsleitung im Herzen – *EKG;* Herzaktionen – Myokarditis, Endokarditis – *Herzinsuffizienz* – *Herzrhythmusstörungen* (und Bedeutung der QT-Verlängerung) – *Koronarsklerose, Koronarinsuffizienz, koronare Herzkrankheit, Angina pectoris* – Thrombus, *Thrombose, Embolie* – Messung und Regulation des *Blutdrucks* – Renin-Angiotensin-System – Bedeutung des Sympathikus und des Parasympathikus für die Blutdruckregulation – hormonelle Einflüsse auf den Blutdruck – Definition und Formen von *Hypertonie; Spätfolgen* der Hypertonie; *antihypertensive Therapie*.

Weiter sollen *Aufbau* und Funktion der Nieren bekannt sein und sind Grundkenntnisse über wichtige *Nierenkrankheiten* vorauszusetzen.

Stichworte: Nephrone, Glomeruli, Tubuli, glomeruläre Filtration, tubuläre Rückresorption, *Diurese,* Bedeutung von Aldosteron und ADH – *Niereninsuffizienz* (mit Ursachen, z. B. Diabetes mellitus, Nephritiden, Analgetikaabusus), *Urämie* (mit Symptomatik, z. B. urämische Enzephalopathie, Gastritis, Polyneuropathie), *Analgetikaniere – Glomerulonephritis, Pyelonephritis, Nephrolithiasis*.

Daneben sollen Kenntnisse über *Aufbau* und *Funktion der Lungen* vorliegen und über wichtige *Erkrankungen* der *Lunge* und des *Bronchialsystems*.

Stichworte: Trachea, Bronchien, Bronchiolen, Alveolen, Alveolarsepten – Gasaustausch, Partialdrücke von Gasen – Regulation der *Bronchialweite* (diesbezügliche Bedeutung von *Sympathikus* und *Parasympathikus;* hormonelle Einflüsse) – Atemzentrum – *Hyperventilationstetanie;* Bronchitis; *Asthma bronchiale;* Lungenemphysem.

Erforderlich sind weiter Kenntnisse über *Anatomie* und *Physiologie* des *Verdauungssystems* und der zugehörigen *Drüsen (Leber, Gallenblase, Pankreas),* zudem über *weitere Funktionen* von *Leber* und *Pankreas*. Wie immer sind hier wichtige *Erkrankungen* in den genannten Organen als bekannt vorauszusetzen, speziell der Leber (wegen ihrer Relevanz als Folge von *Alkoholmissbrauch*). Auch die *Regulation des Essverhaltens* sollte in Grundzügen bekannt sein.

Stichworte: Aufbau des *Verdauungstrakts* (Ösophagus, Magen, Pylorus, Duodenum, Jejunum, Ileum, Colon mit seinen Abschnitten) – Mechanismen der Spaltung und Resorption von Kohlenhydraten, Eiweißen und Fetten – *Aufbau* und *Funktion* der *Leber* und der Gallenwege (Gallenblase, Ductus hepaticus, Ductus cysticus, Ductus choledochus, Papilla Vateri) sowie des *Pankreas (exokrines und endokrines Pankreasgewebe) – Ösophagitis, Gastritis, Ulcus ventriculi, Ulcus duodeni, Pankreatitis, Colitis ulcerosa – Erkrankungen* der *Leber* (Fettleber, *Hepatitis* [Unterscheidung zwischen infektiöser und toxischer Hepatitis], *Leberzirrhose* [Definition, Symptome, Komplikationen, insbesondere *hepatische Enzephalopathie, Gerinnungsstörungen, portale Hypertension, Ösophagusvarizen, Aszites*]).

6.2 Fragen

Einfachauswahlaufgaben

F6.1:	**Myokard ist der medizinische Ausdruck für:**
A)	Herzklappe
B)	Haargefäß
C)	Vorhof
D)	Herzmuskulatur
E)	Bindegewebsschicht des Herzinneren

F6.2:	**Der QRS-Komplex im EKG entspricht welcher Erregungsphase des Herzens?**
A)	Erregung des Sinusknotens
B)	Erregung der Kammermuskulatur
C)	Vorhoferregung
D)	Durchgang der Erregung durch Atrioventrikularknoten und His-Bündel
E)	Rückbildung der Kammererregung

F6.3:	**Wie nennt man die Verstopfung eines Gefäßes durch einen andernorts gebildeten und im Herz-Kreislauf-System gewanderten Blutpfropfen?**
A)	Thrombus
B)	Thrombose
C)	Gangrän
D)	Embolie
E)	Atheromatose

F6.4:	**Welche Hypertonieform ist die häufigste?**
A)	die renale
B)	die neurogene
C)	die essenzielle
D)	die endokrine
E)	die kardiovaskuläre

F6.5:	Was erwarten Sie am wenigsten als Spätfolge arterieller Hypertonie?
A)	Linksherzinsuffizienz
B)	Schädigung der Retina
C)	Koronarsklerose
D)	portale Hypertension
E)	Nierenschäden

F6.6:	Welche Aussage ist falsch?
A)	Die Niere ist über das Renin-Angiotensin-System an der Blutdruckregulation beteiligt.
B)	Die Rückresorption der in den Glomeruli filtrierten Flüssigkeit heißt Diurese.
C)	Im Rahmen von Infekten der unteren Harnwege kann es zu Pyelonephritis kommen.
D)	Chronische Niereninsuffizienz kann Folge von langem und übermäßigem Analgetikakonsum sein.
E)	Schwere Formen von Niereninsuffizienz mit deutlicher Erhöhung harnpflichtiger Substanzen im Blut und Vergiftungserscheinungen werden als Urämie bezeichnet.

Mehrfachauswahlaufgaben

F6.7:	**Was steigert nicht den Blutdruck im großen Kreislauf** *(3 Antworten)*?
A)	Stimulierung von α_1-Rezeptoren
B)	Erhöhung der Salz- und Wasserausscheidung
C)	Erhöhung des Herzzeitvolumens
D)	Stimulation von β_2-Rezeptoren
E)	Gabe von Betablockern

F6.8:	**Welche Substanzen werden nicht zur Behandlung von Bluthochdruck eingesetzt** *(2 Antworten)*?
A)	Diuretika
B)	Calcium-Agonisten
C)	Acetylcholinesterasehemmer
D)	Betablocker
E)	α_1-Rezeptorenblocker

F6.9:	**Welche Aussagen über die koronare Herzkrankheit treffen zu** *(2 Antworten)*?
A)	Es handelt sich um eine Erkrankung primär der Herzmuskelzellen.
B)	Sie tritt bei Personen mit chronischem Alkoholmissbrauch signifikant häufiger auf.
C)	Ihr liegt in der Regel eine Verengung der großen Koronargefäße oder ihrer Äste zugrunde.
D)	Ein wichtiger Risikofaktor ist Rauchen.
E)	Typischerweise bessert sich die Angina pectoris zu Beginn der koronaren Herzkrankheit durch körperliche Betätigung.

F6.10: Welche der folgenden Aussagen treffen zu *(3 Antworten)***?**	
A)	Bei der Hyperventilationstetanie kommt es durch ein Absinken des Calciumspiegels im Blutserum zu erhöhter muskulärer Erregbarkeit.
B)	Asthma bronchiale ist im Kindesalter selten.
C)	Asthmasprays enthalten häufig β-Sympathomimetika als Wirkstoffe.
D)	Bei Abfall der Kohlendioxidkonzentration im Blut (des CO_2-Partialdrucks) veranlasst das Atemzentrum in der Medulla oblongata verstärkte Atmung.
E)	Das Lungenemphysem ist gekennzeichnet durch Verlust von Alveolarsepten.

F6.11: Welche der folgenden Aussagen über die Galle (Gallenflüssigkeit) sind richtig *(3 Antworten)***?**	
A)	Sie wird in der Gallenblase gebildet.
B)	Sie wird über den Ductus choledochus ins Duodenum ausgeschüttet.
C)	Die in ihr enthaltenen Gallensäuren (Gallensalze) dienen hauptsächlich dazu, die Resorption von Aminosäuren zu erleichtern.
D)	In ihr werden diverse Stoffe (z. B. zahlreiche Medikamente) ausgeschieden.
E)	Sie enthält Bilirubin.

F6.12: Welche der folgenden Aussagen treffen nicht zu *(2 Antworten)*?	
A)	Leberentzündungen (Hepatitiden) sind immer Folge von Infektionen.
B)	Bei Leberzirrhose kann u. a. die Bildung von Gerinnungsfaktoren gestört sein.
C)	Die zirrhotisch veränderte Leber ist anfangs typischerweise klein und hart.
D)	Im Rahmen von Leberzirrhosen kommt es häufig zu Stauungen im Pfortadersystem.
E)	Bei Leberentzündungen ist in der Regel die Konzentration der Serumtransminasen erhöht.

F6.13: Welche der folgenden Aussagen treffen zu *(3 Antworten)*?	
A)	Colitis ulcerosa ist v. a. eine Erkrankung des Kindes- und Jugendalters.
B)	Geschwüre im Zwölffingerdarm (Ulcera duodeni) sind häufig durch Infektion mit Helicobacter pylori bedingt.
C)	Gastritis ist nicht selten auf Einnahme von Medikamenten zurückzuführen.
D)	Die chronische Pankreatitis ist häufig eine Folge von Alkoholabusus.
E)	Die Grenze zwischen Magen und Duodenum wird als Kardia bezeichnet.

F6.14: Welche der folgenden Aussagen treffen zu *(3 Antworten)***?**	
A)	Die Steuerung der Nahrungsaufnahme geschieht durch Kerne im Thalamus.
B)	Wichtiger Reiz für die Nahrungsaufnahme ist Absinken des Blutzuckerspiegels.
C)	Serotoninantagonisten unterdrücken das Hungergefühl.
D)	Ein wichtiges Hormon, welches den hypothalamischen Zentren den Stand der Nahrungsaufnahme im Magen-Darm-Trakt meldet, ist Cholecystokinin.
E)	Zur pharmakologischen Behandlung der Bulimia nervosa eignen sich nach gegenwärtigem Kenntnisstand am besten SSRI.

6.3 Antworten mit Kommentaren; ergänzende Anmerkungen

AK6.1: Richtige Antwort ist *D*

Der medizinische Ausdruck für Herzklappe ist Valva oder Valvula (s. *EA6.1.1*); somit ist **A falsch**. Haargefäße heißen Kapillaren, Vorhof Atrium; somit sind **B** und **C falsch**. Die das Herz auskleidende Bindegewebsschicht heißt Endokard; also ist **E falsch**. Myokard ist die Herzmuskulatur (von griechisch mys [Genitiv: myos] und Kardia = Herz; s. *EA6.1.2*); somit ist **D** die **richtige Antwort**.

EA6.1.1: Valva oder Valvula bedeutet allgemein Klappe; so ist Valva aortae die Aortenklappe (zwischen linker Kammer und Aorta [Hauptschlagader]), Valva mitralis = Valva atrioventricularis sinistra die Mitralklappe (zwischen linkem Vorhof und linker Kammer); Valva oder Valvula kann aber auch eine Schleimhautfalte bezeichnen.

EA6.1.2: Das lateinische Wort für Muskel ist bekanntlich musculus (z. B. Musculus biceps brachii); myo kommt v. a. in Zusammensetzungen vor, z. B. Myositis (Muskelentzündung), Myalgie (Muskelschmerz); das lateinische Wort für Herz ist cor, wird aber eher selten verwendet (z. B. Cor pulmonale = Herzveränderung bei Lungenkrankheiten mit erhöhtem Widerstand im kleinen Kreislauf); kard (von griech. kardia = Herz) ist, v. a. in Zusammensetzungen, gebräuchlicher (Elektrokardiogramm, Endokarditis, Kardiologie).

AK6.2: Richtige Antwort ist *B*

Ausschläge im EKG zeigen sich nur, wenn sich Potenziale im Bereich der Herzmuskulatur verändern, nicht in den Herznerven. Außerdem werden nur Veränderungen angezeigt; ein nicht oder gleichmäßig erregtes Myokard liefert eine elektrokardiografische Nulllinie. Damit sind die Erregung des Sinusknotens und der Durchgang der Erregung durch AV-Knoten und His-Bündel als isoelektrische Linie zu sehen; also sind **A** und **D falsch**. Die Erregung des Vorhofs zeigt sich in der P-Welle, die Rückbildung der Kammererregung (Repolarisation) in der T-Welle (s. *EA6.2.1*); somit sind die Antworten **C** und **E falsch**. Der QRS-Komplex entspricht der Erregung (der Depolarisation) der Kammermuskulatur (s. *EA6.2.2*); somit ist **B richtig**.

EA6.2.1: Da bei der Erregungsrückbildung der umgekehrte Prozess stattfindet wie bei der Depolarisation, wäre eine negative T-Welle zu erwarten (im Gegensatz zum vorwiegend nach oben gerichteten QRS-Komplex); jedoch läuft die Rückbildung in umgekehrter Reihenfolge ab (was zuerst erregt wurde, wird zuletzt repolarisiert).

EA6.2.2: Ist die Herzmuskulatur verstärkt ausgebildet (Hypertrophie bei erhöhten Widerständen im kleinen oder großen Kreislauf) zeigt sich dies u. a. in hohen R-Zacken. Ist die Erregungsausbreitung in der Kammer gestört (z. B. durch Block im rechten oder linken Schenkel des His-Bündels), muss die Erregung zunächst die Kammerseite mit dem intakten His-Bündel passieren, sodass QRS breiter oder stärker aufgesplittert ist (Zeichen des Links- oder Rechtsschenkelblocks).

AK6.3: Richtige Antwort ist *D*

Thrombus bedeutet Blutpfropf (egal wo er herkommt oder sich gerade befindet); Thrombose ist die Verstopfung eines Gefäßes durch einen an *dieser Stelle gebildeten* Thrombus (s. *EA6.3.1*); somit sind **A** und **B falsch**. Gangrän bedeutet Absterben von Gewebe (z. B. als Folge eines Gefäßverschlusses); also ist **C falsch**. Atheromatose (von griech. athera = Weizenbrei) bezeichnet die Einlagerung von Fetten in die Gefäßinnenwände mit weiteren sklerotischen Veränderungen (Schwellung, Faserbildung, Verkalkung, schließlich plattenähnlichen Auf- oder Einlagerungen [Plaques]; das Ganze wird auch als Atherosklerose bezeichnet; s. *EA6.3.2*); somit ist **E falsch**. Löst sich ein andernorts gebildeter Thrombus und verstopft ein Gefäß, wird dies als Embolie bezeichnet (s. *EA6.3.3*); daher ist **D** die **richtige Antwort**.

EA6.3.1: Am häufigsten sind die venösen Thrombosen, wobei jene in den großen Beinvenen und Beckenvenen (z. B. nach langem Sitzen im Flugzeug, bei fehlender Antikoagulanzientherapie nach Operationen) besonders gefürchtet sind. Hier kann sich leicht ein Thrombus lösen und bei der nächsten Engstelle im Herz-Kreislauf-System stecken bleiben, nämlich in den kleinen Lungenarterien (Lungenembolie). Auch der Herzinfarkt ist eine Thrombose (Koronarthrombose).

EA6.3.2: Diese sklerotischen Vorgänge treten v. a. in den Arterien auf; man spricht dann von Arteriosklerose; Atherosklerose bedeutet zwar weitgehend dasselbe, ist aber von einem gänzlich anderen Wort abgeleitet.

EA6.3.3: Die häufigste Form ist die Lungenembolie; es können aber auch Embolien in den Hirngefäßen auftreten, wenn sich aufgrund von Rhythmusstörungen (Vorhofflimmern) im linken Vorhof Thromben gebildet haben, die danach in den großen Kreislauf geschwemmt werden.

AK6.4: Richtige Antwort ist *C*

Die renale Hypertonie findet sich bei Erkrankungen des Nierengewebes oder der Nierengefäße; sie ist von den sekundären Hypertonieformen die häufigste, aber deutlich seltener als die essenzielle, idiopathische oder primäre Hypertonie (s. *EA6.4.1*); somit ist **A falsch**, **C** hingegen **richtig**. Die neurogene (durch Erkrankungen des Nervensystems hervorgerufene) Hypertonie (z. B. bei Hirntumoren, bei Ausfall der Barorezeptoren) ist selten; somit ist Antwort **B falsch**. Nicht ganz so selten, aber seltener als die renalen und erst recht die idiopathischen Formen, sind endokrin bedingte Fälle von Bluthochdruck (z. B. bei Hyperthyreose, beim Cushing-Syndrom, beim Phäochromozytom [Tumor des Nebennierenmarks]); also ist **D falsch**. Von kardiovaskulärer Hypertonie spricht man, wenn der erhöhte Blutdruck durch Veränderungen am Herzen oder dem ersten Teil der Aorta bedingt ist (z. B. durch eine Aortenisthmusstenose); diese Fälle sind letztlich selten; somit ist **E falsch**.

EA6.4.1: Sekundäre Hypertonien sind alle jene, die sich auf bekannte Grundkrankheiten zurückführen lassen; insgesamt dürften diese nur 5 bis 10 % der Fälle von Bluthochdruck ausmachen. Die restlichen Fälle subsumiert man unter der Bezeichnung primäre oder essenzielle Hypertonie (Letzteres sehr viel gebräuchlicher); selten findet sich die Bezeichnung idiopathische (aus sich heraus entstehende, ein eigenes Leiden begründende) Hypertonie; es ist allerdings fraglich, ob es sich dabei um eine homogene Gruppe von Bluthochdruckleiden handelt.

AK6.5: Richtige Antwort (das *am wenigsten* zu *Erwartende*) ist *D*

Die portale Hypertension (Pfortaderhochdruck) ist eine Steigerung des Drucks der V. portae, also im venösen System (sehr häufig als Folge einer Leberzirrhose); die arterielle Hypertonie erhöht deren Auftretenswahrscheinlichkeit nicht oder bestenfalls gering; somit ist **D richtig**. Alle anderen Schäden sind als häufige Spätfolgen bei Bluthochdruck zu erwarten, z. B. Linksherzinsuffizienz als Resultat der erhöhten Anforderungen an die Leistung der linken Herzkammer, Koronarsklerose als Folge blutdruckbedingter Gefäßveränderungen, Retinopathie in Folge von Veränderungen der Netzhautgefäße, Nierenschäden (an Gefäßen und Gewebe); somit sind **A**, **B**, **C** und **E falsch** (sind eher zu erwarten als portale Hypertension).

AK6.6: Richtige Antwort (die *einzige falsche Aussage*) **ist** *B*

Das Laufen der Flüssigkeit durch die Tubuli in die Sammelrohre (und schließlich ins Nierenbecken) wird als Diurese bezeichnet, die Rückresorption zuweilen als Antidiurese (s. *EA6.6.1*); **B** ist somit als *Aussage falsch,* als **Antwort richtig**. Von der Niere wird (z. B. bei erniedrigtem Blutdruck) das Enzym Renin ausgeschüttet, welches ins Blut gelangt und dort Angiotensinogen in Angiotensin I verwandelt; Letzteres wird durch das Angiotensin-Converting-Enzym (ACE) in das stark vasokonstriktorisch (gefäßverengend) wirkende und damit den Blutdruck erhöhende Angiotensin II umgebaut (s. *EA6.6.2*); also ist **A falsch** (weil als *Aussage richtig*). Pyelonephritis ist eine Entzündung des Nierenbeckens; sie kann durch aufsteigende Harnwegsinfekte (z. B. bei Blasenentzündung) zustande kommen; somit ist **Antwort C falsch** (denn als *Aussage nicht falsch*). Die sogenannte Analgetikaniere war früher ausgesprochen häufig und hauptsächlich auf das mittlerweile aus dem Handel genommene Kopfschmerzmittel Phenacetin zurückzuführen; in hohen Dosen über viele Jahre ruft bei einzelnen Patient*innen möglicherweise auch Paracetamol eine chronische Niereninsuffizienz hervor (s. *EA6.6.3*); also ist **D falsch** als Antwort (weil als *Aussage richtig*). Bei der kompensierten Niereninsuffizienz findet sich Erhöhung der Serumkonzentration harnpflichtiger Substanzen ohne Zeichen der Intoxikation (Vergiftung); bei der Urämie führen die nicht ausgeschiedenen Substanzen zu Vergiftungserscheinungen, z. B. im Gehirn (s. *EA6.6.4*); also ist **E** als *Aussage richtig,* als **Antwort falsch** *(gefragt* war nach *nicht zutreffenden Aussagen).*

EA6.6.1: Man rufe sich in Erinnerung, dass jede Niere etwa eine Million Nephrone enthält. In ihrem oberen knäuelförmigen Teil (Glomerulus) wird das Blut filtriert, d. h. Blutflüssigkeit (im physiologischen Fall ohne Blutkörperchen und größere Mengen von Proteinen) abgegeben, die in das anschließende schleifenförmige Harnkanälchen (Tubulus) gelangt; der weitaus größte Teil dieser Flüssigkeit wird einschließlich der enthaltenen Salze und anderer wichtiger Stoffe (z. B. Glukose, Aminosäuren), u. a. unter dem Einfluss der Hormone ADH = Adiuretin = antidiuretisches Hormon = Vasopressin aus dem Hypophysenhinterlappen (eigentlich aus einem Hypothalamuskern) und Aldosteron aus der Nebennierenrinde, zurück ins Blut transportiert (re[ab]sorbiert); andere Substanzen, z. B. der in höheren Dosen toxische Harnstoff, werden hingegen in größeren Mengen ausgeschieden. Zudem werden einige Stoffe direkt (nicht über den Glomerulus) mittels aktiver Transportmechanismen in den Tubulus abgegeben. Die Tubuli ergießen schließlich kleine Mengen von konzentriertem Harn mit diversen Substanzen in Sammelrohre, von denen sie ins Nierenbecken (und von da in den Harnleiter = Ureter) gelangen.

EA6.6.2: Angiotensin II stimuliert zudem die Ausschüttung von Aldosteron aus der Nebennierenrinde, womit Natriumionen und Wasser vermehrt aus den Tubuli rückresorbiert werden; man spricht deshalb auch vom Renin-Angiotensin-Aldosteron-System. ACE-Hemmer verhindern die Umwandlung von Angiotensin I in Angiotensin II durch das Angiotensin-Converting-Enzym und sind deshalb wirksame Antihypertensiva.

EA6.6.3: Ob bei Monotherapie mit Paracetamol (auch in höheren Dosen und über längere Zeit) wirklich ein nennenswertes Risiko für die Entwicklung von Niereninsuffizienz besteht, wird bezweifelt; kritischer wird diesbezüglich die Einnahme von Kombinationspräparaten gesehen. Auch bei bereits vorgeschädigter Niere ist Zurückhaltung geboten. Ansonsten gilt aber bei angemessener Dosierung und nur gelegentlicher Einnahme die Gefahr von Organschäden bei Paracetamol als gering. Zu beachten ist jedoch, dass akute Einnahme hoher Dosen schwere Leberschädung bedingt, die ab etwa 6 g (entsprechend 12 der üblichen Tabletten der Stärke 500 mg) tödlich sein kann; bei chronischem Alkoholabusus ist diese Gefahr größer bzw. sind die kritischen Dosen niedriger.

EA6.6.4: Im Rahmen von Urämien kann es zu Veränderungen des Hirnstoffwechsels kommen (urämische Enzephalopathie), welche häufig im Coma uraemicum enden. Weiter entwickeln sich u. a. gastrointestinale Störungen (urämische Gastritis) und Polyneuropathien.

AK6.7: Richtige Antworten (also Vorgänge, die den Blutdruck *nicht* erhöhen) sind *B, D* und *E*

Stimulierung von α_1-Rezeptoren an den Gefäßen (z. B. durch Noradrenalin aus den Enden postganglionärer sympathischer Neurone oder aus dem Nebennierenmark) führt zur Vasokonstriktion und daher zu globaler Blutdruckerhöhung; Erhöhung des Herzzeitvolumens (oder des Herzminutenvolumens, der vom linken Ventrikel pro Minute ausgeschütteten Blutmenge) steigert generell den Blutdruck; somit sind **A** und **C falsche Antworten** (weil den Blutdruck erhöhend). Wird vermehrt Wasser und Salz durch die Niere ausgeschieden (Diurese), sinkt das Blutvolumen und damit auch der Druck auf die Gefäßwände (s. *EA6.7.1*); also ist **B richtig** (steigert nicht den Blutdruck). Stimulation von β_2-Rezeptoren (z. B. durch Adrenalin aus dem Nebennierenmark) führt zu kräftigem Schlagen des Herzens und damit zu Blutdruckerhöhung (s. *EA6.7.2*); also ist **D falsch** (steigert den Blutdruck). Nimmt man ß-Blocker, schlägt das Herz langsamer und weniger kräftig (s. *EA6.7.3*), sinkt also der Blutdruck; somit ist **E richtig**.

EA6.7.1: Deshalb werden Diuretika zur Behandlung von hohem Blutdruck eingesetzt.

EA6.7.2: Wie man sieht, haben die Katecholamine Adrenalin und Noradrenalin zugleich vasokonstriktorische (gefäßverengende) Wirkung durch Stimulation von α_1-Rezeptoren, vasodilatatorische (gefäßerweiternde) durch die von β_2-Rezeptoren. Allgemein hat Noradrenalin eine höhere Affinität zu α_1-Rezeptoren und wirkt daher eher konstriktorisch, Adrenalin zu den β_2-Rezeptoren mit der Folge vorwiegend dilatatorischer Wirkung (allerdings konzentrationsabhängig). Entscheidend für die Wirkung an den Gefäßen einzelner Organe ist aber deren relativer Anteil von α_1- und β_2-Rezeptoren.

EA6.7.3: Nicht ausreichend bekannt ist, dass β-Blocker anxiolytisch wirken, ohne zu sedieren.

AK6.8: Richtige Antworten sind *B* und *C*

Calciumagonisten sind Stoffe, welche die Konzentration oder die Wirkung von Calcium erhöhen; sie haben keine therapeutische Bedeutung, zumindest nicht bei der Behandlung von Bluthochdruck; hier kommen Calcium-Antagonisten zum Einsatz (s. *EA6.8.1*); somit ist **B richtig** (Calciumagonisten werden nicht zur Behandlung von Bluthochdruck eingesetzt). Acetylcholinesterasehemmer senken durch ihre parasympathomimetische (und damit indirekt sympatholytische) Wirkung zwar möglicherweise in Einzelfällen den Blutdruck, werden aber nicht zur Behandlung von Hypertonie, sondern leichter und mittelschwerer Demenzen vom Alzheimer-Typus eingesetzt (s. *EA6.8.2*); daher ist **C richtig** (nicht eingesetzt). Diuretika erhöhen die Ausscheidung von Wasser und Natriumionen in der Niere und wirken auf diese Weise blutdrucksenkend; es handelt sich um wirksame sowie i. Allg. gut verträgliche und nebenwirkungsarme Antihypertensiva (Blutdrucksenker); somit ist **A falsch** (Diuretika werden eingesetzt). Betablocker (genauer: möglichst spezifisch β_1-Rezeptoren blockierende Substanzen = β_1-prävalente Betablocker) senken hauptsächlich durch Verminderung des Herzminutenvolumens den Blutdruck und sind daher häufig verordnete Antihypertensiva (z. B. bei gleichzeitiger koronarer Herzkrankheit); somit ist **D falsch** (werden eingesetzt). Auch Blocker von α_1-Rezeptoren (bei deren Stimulierung, z. B. durch Noradrenalin, Vasokonstriktion eintritt) sind als Mittel gegen Bluthochdruck geeignet; also ist **E falsch**.

EA6.8.1: Calcium-Antagonisten (z. B. Nifedipin) verhindern den Einstrom von Calciumionen in die Muskelzellen der Gefäße und reduzieren damit ihre Erregbarkeit (mit der Folge von Erschlaffung und Vasodilatation); sie werden auch zur Behandlung von bestimmten Formen der Angina pectoris (z. B. im Rahmen der koronaren Herzkrankheit) eingesetzt.

EA6.8.2: Leicht verwechselt werden die Acetylcholinesterasehemmer mit den ACE-Hemmern (Angiotensin Converting-Enzym-Hemmern), welche die Umwandlung von Angiotensin I in das stark vasokonstriktorisch wirkende Angiotensin II verhindern (s. auch *AK6.6*) und sehr wirksame Mittel zur Behandlung von Hypertonie darstellen.

AK6.9: Richtige Antworten sind *C* und *D*

Die koronare Herzkrankheit ist durch Koronarinsuffizienz, also ein Missverhältnis zwischen Sauerstoffbedarf des Herzmuskels und Sauerstoffangebot, gekennzeichnet, üblicherweise auf dem Boden von Verengungen der Herzkranzgefäße (Koronarsklerose); also ist **C richtig**. Ein wichtiger Risikofaktor für die Entstehung von Koronarsklerose ist Rauchen; somit ist Antwort **D richtig**. Die Herzmuskelzellen können sekundär betroffen sein (z. B. durch Untergang von Gewebe bei Sauerstoffmangel); primär handelt es sich aber um eine Koronarerkrankung (Erkrankung der Herzkranzgefäße); also ist **A falsch**. Sie tritt bei Personen mit Alkoholmissbrauch nicht signifikant häufiger auf; im Gegenteil wird diskutiert, dass Alkoholkonsum eine koronarprotektive Wirkung hat (s. *EA6.9.1*); also ist **B falsch**. Angina pectoris (Schmerzen in der Brust, häufig mit Ausstrahlung in die linke Schulter-Arm-Hand-Region) als auffälligstes Symptom der koronaren Herzkrankheit tritt typischerweise zunächst *unter Belastung* auf und verschwindet bald nach deren Ende (s. *EA6.9.2*); somit ist **E falsch**.

EA6.9.1: Dies ist nicht ganz unumstritten, aber doch vergleichsweise gut belegt; u. a. erhöht Alkohol die Konzentration des arteriosklerotische Veränderungen verhindernden HDL-Cholesterins.

EA6.9.2: Weitere Symptome können sein: Herzinfarkt (in den meisten Fällen durch Angina-pectoris-Symptomatik über einen längeren Zeitraum zuvor angekündigt), Linksherzinsuffizienz, Herzrhythmusstörungen.

AK6.10: Richtige Antworten sind *A, C* und *E*

Bei Hyperventilation (vertiefter oder beschleunigter Atmung) kommt es zur Erniedrigung der CO_2-Konzentration im Blut und in Antwort darauf zum Absinken der Ca^{++}-Konzentration mit der Folge erhöhter muskulärer Erregbarkeit (s. *EA6.10.1*); also ist **A richtig**. Asthma bronchiale ist im Kindesalter sogar ausgesprochen häufig; in vielen Fällen verschwindet die Krankheit nach der Pubertät; somit ist **B falsch**. Einige Asthmasprays (Dosieraerosole) enthalten Corticosteroide, andere Sprays enthalten Substanzen, welche die β_2-Rezeptoren an der Bronchialmuskulatur stimulieren und damit die Bronchien erweitern (s. *EA6.10.2*); somit ist **C richtig**. Bei Anstieg des CO_2-Partialdrucks, nicht bei Abfall dieser Größe, veranlasst das Atemzentrum verstärkte Atmung; also ist **D falsch**. Die Alveolen (Lungenbläschen), die luftgefüllten Bläschen am Ende der kleinsten Bronchialäste, sind durch Zwischenwände (Alveolarsepten) unterteilt, um die Austauschfläche zu vergrößern. Gehen diese zugrunde, z. B. als Folge obstruktiver Atemwegserkrankungen, spricht man von Lungenemphysem (s. *EA6.10.3*); somit ist Antwort **E richtig**.

EA6.10.1: Früher behandelte man die Symptome der Hyperventilationstetanie oft durch intravenöse Gabe von Calcium, was von den Patient*innen wegen des angenehmen Wärmegefühls typischerweise sehr geschätzt wird. Abgesehen davon, dass eine solche Behandlung nicht ungefährlich ist (möglicher Herzstillstand), hat diese Therapie eine das inadäquate Atemverhalten verstärkende Wirkung. Heute veranlasst man häufig die Patient*innen, durch Rückatmung in eine Plastiktüte selbst ihren CO_2-Gehalt im Blut zu erhöhen.

EA6.10.2: Da die verwendeten Substanzen in gewissem Maße auch β_1-Rezeptoren stimulieren, kann es zu gefährlichen Herzrhythmusstörungen kommen. Diese Form der Selbsttherapie ist also nicht harmlos und setzt gewissenhafte Schulung des Patient*innen voraus. Mittlerweile sind auch Fälle bekannt, wo Asthmasprays als „Drogen“ missbraucht wurden, nicht so sehr wegen der Inhaltsstoffe, sondern wegen der dabei verwendeten Treibgase.

EA6.10.3: Da sich die Austauschfläche verkleinert, ist ein wichtiges Symptom die Atemnot, zuerst unter Belastung, später auch in Ruhe.

AK6.11: Richtige Antworten sind *B*, *D* und *E*

Die Gallenflüssigkeit wird in der Leber gebildet und gelangt über immer größere Gänge schließlich in den Ductus choledechus, der an der Papilla Vateri in das Duodenum mündet; also ist **B richtig**. Die Gallenblase dient nur der Speicherung und Eindickung der Galle (s. *EA6.11.1*); also ist Antwort **A falsch**. Die Gallensalze ermöglichen (als Emulgatoren) die Absorption der zuvor von den Lipasen (speziell des Pankreas) in kleinere Bestandteile aufgespalteten Nahrungsfette; für die Resorption von Aminosäuren haben die Gallensäuren (Gallensalze) keine Bedeutung (s. *EA6.11.2*); somit ist **C falsch**. Die Galle dient zudem der Ausscheidung; so werden nicht nur einige Hormone, sondern auch Medikamente in der Leber mit körpereigenen Stoffen (z. B. Glucuronsäure) verbunden (konjugiert) und dann in die Gallenkanälchen abgegeben; von dort gelangen sie schließlich über den Ductus choledochus in das Darmlumen und werden am Ende mit dem Stuhl ausgeschieden; Antwort **D** ist daher **richtig**. Ein wichtiger Bestandteil der Galle ist Bilirubin, das hauptsächlich aus dem Hämoglobin (dem „Blutfarbstoff") abgebauter Erythrozyten stammt (s. *EA6.11.3*); somit ist **E richtig**.

EA6.11.1: Zwischen den Mahlzeiten ist nämlich der Ausgang des Ductus choledochus verschlossen, sodass die von der Leber kontinuierlich produzierte Gallenflüssigkeit über den weiter oben vom Ductus choledochus abgehenden Ductus cysticus rückwärts in die Gallenblase gelangt und dort eingedickt wird. Wird während und nach Mahlzeiten Galle benötigt, kontrahiert sich die Gallenblase und entleert ihren Inhalt über den nun zum Duodenum hin offenen Ductus choledochus. Daher kann die Gallenblase („Galle") auch vergleichsweise folgenlos entfernt werden, z. B. wenn sich in der eingedickten Flüssigkeit Steine (Gallensteine) gebildet haben.

EA6.11.2: Die Gallensäuren werden aus Cholesterin gebildet und nach einer „Konjugierung" mit Taurin oder Glycin in die Gallengänge und ins Duodenum ausgeschieden, von wo sie aber – nachdem sie dort unter bakterieller Einwirkung in sekundäre Gallensäuren verwandelt wurden – großteils über das Pfortadersystem zurück in die Leber gelangen (sogenannter enterohepatischer Kreislauf). Von dort werden sie erneut in die Gallengänge und in den Darm abgegeben; insgesamt gehen also nur wenige Gallensäuren mit dem Stuhl verloren. Dass neben der Bezeichnung Gallensäuren auch der Terminus Gallensalze verwendet wird, liegt daran, dass diese Säuren leicht ein H^+-Ion abspalten und sich mit Ionen in der Flüssigkeit zu Salzen vereinigen.

EA6.11.3: Bilirubin wird in der Leber mit Glucuronsäure konjugiert und in die Gallenflüssigkeit abgegeben. Dort wandelt es sich über Zwischenschritte zu Sterkobilin um, welches die bräunliche Farbe des Stuhles hervorruft. Ist die Konjugierung in der Leber gestört (z. B. bei Hepatitis) oder ist der Galleabfluss behindert (z. B. durch ein Pankreaskarzinom, welches die Mündung des Ductus choledochus blockiert), sammelt sich Bilirubin im Organismus an und bedingt die gelbliche Färbung der Haut und der Skleren (der Lederhaut des Auges); dann nimmt häufig auch der Stuhl eine weißliche Farbe an.

AK6.12: Richtige Antworten (*nicht zutreffende* **Aussagen) sind** *A* **und** *C*

Eine Entzündung der Leber kann Folge speziell von viralen Infektionen sein (s. *EA6.12.1*), ist aber in vielen Fällen toxischer Natur (durch Giftstoffe bedingt); die mit Abstand wichtigste Ursache toxischer Hepatitiden ist übermäßiger Konsum von Ethanol („Alkohol"); Hepatitis kann auch als Autoimmunerkrankung auftreten (die nicht seltene, weitaus häufiger Frauen betreffende „Autoimmunhepatitis"); also ist **A richtig** (weil als *Aussage falsch:* nicht *immer* Folge von Infektionen). Die zirrhotische Leber ist zu Beginn in aller Regel verhärtet und vergrößert (ragt deutlich unter dem rechten Rippenbogen vor); erst im weiteren Verlauf kann sie sich verkleinern (s. *EA6.12.2*); somit ist **C richtig** (weil als *Aussage falsch*). Gerinnungsfaktoren sind Proteine, die größtenteils in der Leber synthetisiert werden; bei Leberzirrhose (wo ja normales Lebergewebe durch Fasergewebe ersetzt wird) ist diese Bildung häufig beeinträchtigt mit der Folge von Gerinnungsstörungen (erniedrigter Quick-Wert); also ist **B falsch** *(keine der gesuchten, nicht zutreffenden Aussagen)*. Durch den bindegewebigen Umbau der Leber wird der Einstrom von Blut aus dem Pfortadersystem erschwert, sodass es zum Rückstau mit erhöhtem Druck in der Pfortader kommt (portale Hypertension = Pfortaderhochdruck; s. *EA6.12.3*); somit ist **D falsch** *(Aussage trifft zu, und es wurde nach nicht zutreffenden Aussagen gesucht)*. Die Transaminasen GOT (Glutamat-Oxalacetat-Transaminase) und GPT (Glutamat-Pyruvat-Transferase) werden in den Leberzellen gebildet und treten bei deren Zerstörung (z. B. im Rahmen einer Hepatitis) vermehrt ins Blutserum über; entsprechend findet sich bei Hepatitis (aber nicht nur dort) eine Erhöhung ihrer Serumkonzentration (s. *EA6.12.4*); Antwort **E** ist somit **falsch** (weil *nicht eine gesuchte nicht zutreffende Aussage*).

EA6.12.1: Die Leberentzündungen hervorrufenden Viren werden mit Großbuchstaben bezeichnet, entsprechend die auf sie zurückzuführenden Leberentzündungen. Hepatitis A ist somit eine Leberentzündung, die durch Infektion mit dem Hepatitis-A-Virus zustande kam. Hepatitis-Viren A und E werden wohl ausschließlich oral übertragen, die Typen B und C vorwiegend über Blutprodukte (unsaubere Spritzen, Infusionen) sowie sexuell (vielleicht aber auch auf anderen Wegen). Daneben gibt es andere, nicht spezifisch die Leber befallende Viren, die ebenfalls zur Hepatitis führen können (in der Regel als eines von mehreren Symptomen der Virusinfektion, z. B. bei Masern oder Zytomegalie). Hepatitis ist also nicht identisch mit infektiöser Hepatitis oder Virushepatitis, und eine infektiöse Hepatitis ist wiederum nicht identisch mit Infektion durch die spezifischen Hepatitisviren.

EA6.12.2: Schrumpfleber wurde lange Zeit als umgangssprachliche Bezeichnung für Leberzirrhose verwendet, ist aber zunehmend weniger gebräuchlich; nach dem oben Gesagten ist der Begriff ausgesprochen missverständlich. Sucht man eine allgemein-verständliche Bezeichnung, wäre „Narbenleber" oder „Faserleber" sicher besser. Tatsächlich aber ist in fortgeschrittenen Stadien einer Leberzirrhose das Organ oft auf Faustgröße geschrumpft.

EA6.12.3: Angesichts dieses Rückstaues sucht sich das venöse Blut andere Wege, um in die untere Hohlvene zu gelangen. Den auffälligsten dieser Umgehungskreisläufe stellen die Ösophagusvarizen dar, welche (sich schlängelnd wie Krampfadern) in der Wand der Speiseröhre nach oben ziehen und nicht selten zu lebensbedrohlichen Blutungen führen.

EA6.12.4: Da sie im Serum (= Blut minus Blutkörperchen minus Gerinnungsprodukte) bestimmt werden, finden sich auch die Abkürzungen SGOT und SGPT. Sensibler auf Leberschäden ansprechend (insbesondere auch alkoholischer Natur) ist die Gamma-Glutamyl-Transpeptidase (γ-GT), die sowohl Cholestase (Rückstau von Galle) als auch Zerstörungen von Leberzellen anzeigt, zuweilen auch schon bei der Fettleber erhöhte Werte zeigt.

AK6.13: Richtige Antworten sind *B, C* und *D*

Colitis ulcerosa ist im Kindesalter selten; sie beginnt typischerweise zwischen dem 15. und 40. Lebensjahr; somit ist **A falsch**. Geschwüre im Zwölffingerdarm entstehen v. a. bei unzureichendem Schutz der Schleimhaut und/oder übermäßiger Produktion von Magensäure. Ursächlich können zuweilen bestimmte Medikamente sowie Alkohol angeschuldigt werden (s. unten zur Gastritis). In den letzten Jahren wurde zunehmend deutlich, dass Infektion mit dem Bakterium Helicobacter pylori (Campylobacter pylori) der wichtigste ätiologische Faktor bei der Entstehung von Geschwüren im oberen Verdauungstrakt sein dürfte (s. *EA6.13.1*); also ist **Antwort B richtig**. Gastritis, eine Entzündung der Magenschleimhaut, ist in ihrer akuten (weniger ihrer chronischen Form) häufig auf Medikamente, z. B. Acetylsalicylsäure, nichtsteroidale Antirheumatika (nichtsteroidale Antiphlogistika) wie Diclofenac oder Indometacin oder auf Corticosteroide (Cortison und synthetische Substanzen ähnlicher Struktur und Wirkung, z. B. Dexamethason, Betamethason, Prednison, Prednisolon) zurückzuführen (s. *EA6.13.2*); **C** ist somit **richtig.** Akute Pankreatitis kann im Rahmen von Infektionen auftreten (z. B. Mumps), ist aber am häufigsten Folge von Erkrankungen der Gallenwege (z. B. von Cholelithiasis, v. a. bei Frauen) oder durch Alkoholmissbrauch bedingt (hauptsächlich bei Männern). Chronische Pankreatitis ist fast immer Folge von Alkoholabusus (s. *EA6.13.3*); also ist **D richtig.** Kardia (der „obere Magenmund"; s. *EA6.13.4*) ist die Grenze zwischen Ösophagus und Magen; die Grenze zwischen Magen und Duodenum ist der Pylorus (Pförtner); somit ist **E falsch.**

EA6.13.1: Eliminiert (eradiziert) man H. pylori (u. a. mittels Antibiotika), erreicht man oft dauerhafte Heilung des Ulcusleidens. Auch an vielen Fällen von Gastritis ist offenbar Helicobacter beteiligt; mittlerweile gilt es auch als wahrscheinlich, dass Anwesenheit dieses Bakteriums die Entstehung von Magenkarzinomen erheblich begünstigt.

EA6.13.2: Das liegt daran, dass alle diese Substanzen durch Hemmung der Cyclooxygenasen die Bildung von Prostaglandinen vermindern, welche einerseits die Schmerzempfindlichkeit heraufsetzen, andererseits aber auch die Magensäuresekretion hemmen und die Schleimhäute im Gastro-Duodenal-Bereich widerstandsfähiger machen.

EA6.13.3: Bei Entzündung der Bauchspeicheldrüse steigen die Serumkonzentrationen der Pankreasenzyme Amylase und Lipase an. Erhöhung dieser Parameter ist daher nicht selten ein Indikator für chronischen Alkoholabusus mit Pankreasschädigung.

EA6.13.4: Ebenso bedeutet das griechische Wort Kardia aber Herz, was verwirrend sein kann: So bezeichnet beispielsweise Kardiomegalie Vergrößerung des Herzens, Kardiospasmus Verkrampfung der Mageneingangsmuskulatur.

AK6.14: Richtige Antworten sind *B, D* und *E*

Die Steuerung der Nahrungsaufnahme geschieht durch Kerne im Hypothalamus, nicht im Thalamus; somit ist **A falsch.** Was zur Nahrungssuche und Nahrungsaufnahme veranlasst, ist noch nicht restlos klar; neben gewissen Gewohnheiten (festgelegten Essenszeiten) oder zeitlichen Erwägungen (Einpassen in Tagesablauf) dürfte ein wichtiger Reiz das Absinken des Blutzuckerspiegels sein; somit ist **B richtig.** Offenbar unterdrückt Stimulierung des serotonergen Systems das Bedürfnis nach Nahrungsaufnahme (s. *EA6.14.1*); Serotoninantagonisten (wie beispielsweise früher zur Migräneprophylaxe eingesetzt) regen daher den Appetit an und führen oft zur Gewichtszunahme; Antwort **C** ist deshalb **falsch.** Der Füllungszustand des Magens unterdrückt die Aktivität hypothalamischer, die Nahrungsaufnahme stimulierender Zentren; diese besitzen Rezeptoren für das in der Duodenalschleimhaut produzierte Hormon Cholecystokinin (CCK), das anscheinend zur Übertragung dieser Informationen dient; somit ist **D richtig.** Die Therapie der Bulimia nervosa (insbesondere die Verminderung der Essattacken) ist pharmakologisch offenbar am besten mit SSRI möglich; Fluoxetin ist für diese Indikation auch zugelassen; folglich ist **E richtig.**

EA6.14.1: Der Serotoninagonist Fenfluramin war unter dem Namen Ponderax® lange als Appetitzügler auf dem Markt. Als Nebenwirkung der SSRI (die den Serotoninspiegel erhöhen) treten insbesondere anfänglich Appetitlosigkeit und Übelkeit auf; die bei vielen anderen Antidepressiva (z. B. Amitriptylin, Imipramin) häufige Nebenwirkung der Gewichtszunahme bleibt bei SSRI (meist) aus.

7 Blut und blutbildende Organe; Immunsystem und Immunreaktionen

7.1 Lernziele; wichtige Stichworte

Hier sind zunächst Kenntnisse von der *Zusammensetzung des Blutes* sowie von der *Funktion seiner einzelnen Bestandteile* vorausgesetzt; weiter sollen die *blutbildenden Organe* bekannt sein; schließlich sind Grundkenntnisse wichtiger *hämatologischer Erkrankungen* erforderlich.

Stichworte: Blut (Blutplasma, Blutserum) – *Erythrozyten* (Funktion, Bildung, Abbau, Anämien) – *Leukozyten* (Unterformen, Funktionen, Leukozytosen, Leukämien, Agranulozytosen) – *Thrombozyten,* plasmatische *Gerinnungsfaktoren;* Blutstillung und *Blutgerinnung*.

Weiter müssen *Aufbau* und *Funktion des Immunsystems* in Grundzügen bekannt sein, insbesondere das Wesen der *unspezifischen* und der *spezifischen Abwehr* sowie die Träger der *zellulären* und der *humoralen Abwehr*. In diesem Zusammenhang sollte auch Grundwissen über *Allergien* und *Autoimmunkrankheiten* vorliegen.

Stichworte: unspezifische Abwehr (*zellulär:* Granulozyten, Phagozyten; *humoral:* Lysozym, Interferone, Komplementsystem, Opsonierung) – *spezifische Abwehr* (humorale Antikörper [chemische Struktur, Bildungsstätte]; *Antigen-Antikörper-Komplex,* Impfung, Plasmozytom, T-Lymphozyten) – *Allergien* (Überempfindlichkeitsreaktion vom Typ I, Bedeutung der IgE-Immunglobuline, Effekte von *Histamin; Asthma bronchiale,* Heuschnupfen; Überempfindlichkeitsreaktion vom Typ IV) – *Autoimmunerkrankungen* (Beispiele [rheumatoide Arthritis und Bechterew-Krankheit mit Symptomen, Lupus erythematodes und Sklerodermie, Thyreoditis Hashimoto, M.S.]) – Aufbau des *lymphatischen Systems,* Erkrankungen (Hodgkin- und Non-Hodgkin-Lymphome) – *HIV-Infektion* und *AIDS* (Erreger, Übertragungswege, Angriffspunkte der Viren, Stadien der Erkrankung, Symptome von AIDS [Pneumonie durch Erreger Pneunomcystis carinii, ösophageale Kandidose, Kaposi-Sarkom, Lymphome, AIDS-Encephalopathie und AIDS-Demenz]).

7.2 Fragen

Einfachauswahlaufgaben

F7.1:	**Welche Aussage trifft nicht zu?**
A)	Als Blutplasma bezeichnet man die Flüssigkeit, welche vom Blut nach Entfernung von Blutkörperchen und Gerinnungsprodukten übrig bleibt.
B)	Die Lehre von den Blutkrankheiten ist die Hämatologie.
C)	Die Bildung der Erythrozyten geschieht hauptsächlich im Mark der flachen Knochen.
D)	Die Bildung roter Blutkörperchen wird durch Erythropoetin aus der Niere stimuliert.
E)	Das beim Abbau defekter Erythrozyten frei werdende Häm-Molekül wird zu Bilirubin umgewandelt.

F7.2:	**Welche korpuskulären Bestandteile des Bluts sind für die Blutstillung verantwortlich?**
A)	Granulozyten
B)	Leukozyten
C)	Thrombozyten
D)	Monozyten
E)	Lymphozyten

Mehrfachauswahlaufgaben

F7.3:	**Welche der folgenden Aussagen treffen zu** *(3 Antworten)***?**
A)	Eine maligne (bösartige) Vermehrung der weißen Blutkörperchen wird als Leukozytose bezeichnet.
B)	Die bei Eisenmangel auftretende Blutarmut trägt auch die Bezeichnung perniziöse Anämie.
C)	Bei Mangel an Vitamin B_{12} kann sich eine Anämie entwickeln.
D)	Als Nebenwirkung diverser Medikamente (u. a. mancher Psychopharmaka) kann es zu einer Agranulozytose kommen.
E)	Zu den häufigsten bösartigen Erkrankungen des Kindesalters gehören Leukämien.

F7.4:	**Welche Aussagen sind zutreffend** *(3 Antworten)***?**
A)	Der Morbus Hodgkin ist eine bösartige Erkrankung der Lymphknoten.
B)	Bei der perniziösen Anämie findet man häufig neurologische Begleitsymptome.
C)	Die Therapie der perniziösen Anämie besteht in Aufnahme von Kost mit hohen Anteilen von Vitaminen des B-Komplexes.
D)	Bei der myeloischen Leukämie kommt es zu Vermehrung der Lymphozyten und ihrer Vorstufen.
E)	Ein Großteil der Gerinnungsfaktoren wird in der Leber gebildet.

F7.5:	**Welche der folgenden Aussagen treffen nicht zu** *(2 Antworten)***?**
A)	Die Antikörper gehören zur Klasse der Immunglobuline.
B)	Im Rahmen allergischer Reaktionen werden in besonders hohem Maße IgG- und IgM-Immunglobuline gebildet.
C)	Bei der Entwicklung allergischer Reaktionen spielt das Gewebshormon Histamin eine wichtige Rolle.
D)	Bildungsstätte der humoralen Antikörper sind die Plasmazellen (Plasmozyten).
E)	Eine spezielle Gruppe der humoralen Antikörper sind die Interferone.

F7.6:	**Welche beiden Erkrankungen sind mit gewisser Sicherheit nicht auf Autoimmunprozesse zurückzuführen** *(2 Antworten)***?**
A)	Koxarthrose
B)	Rheumatoide Arthritis
C)	Multiple Sklerose
D)	Typ-I-Diabetes
E)	Asthma bronchiale

F7.7:	**Welche Aussagen sind zutreffend** *(3 Antworten)***?**
A)	Als Thrombopenie bezeichnet man eine pathologisch verminderte Zahl der Blutplättchen.
B)	Die chronische myeloische Leukämie des Erwachsenenalters hat eine bessere Prognose als die chronische lymphatische Leukämie.
C)	Im Endstadium von AIDS treten häufig kognitive Defizite auf.
D)	Beim Plasmozytom sind erstes Symptom zuweilen pathologische Frakturen.
E)	HIV wird ausschließlich sexuell übertragen.

7.3 Antworten mit Kommentaren; ergänzende Anmerkungen

AK7.1: Richtige Antwort (einzige *nicht zutreffende* Aussage) ist *A*

Entfernt man aus dem Blut lediglich die korpuskulären Bestandteile, erhält man *Blutplasma*. Sind auch die Gerinnungsfaktoren (bzw. Gerinnungsprodukte) entfernt, spricht man von *Blutserum* (s. *EA7.1.1*); also ist **A** als **Antwort richtig** (weil *als Aussage falsch*). Hämotologie (von haima = Blut) ist die Lehre vom Blut und den Blutkrankheiten; also ist **B** als Antwort **falsch** *(Aussage trifft zu)*. Die Bildung der Erythrozyten geschieht im Knochenmark, beim Erwachsenen im Wesentlichen nur mehr im Mark der flachen Knochen, insbesondere Brustbein (Sternum) und Beckenknochen (s. *EA7.1.2)*, wobei das bei Sauerstoffmangel vermehrt v. a. in der Niere gebildete Hormon Erythropoetin stimulierend wirkt; somit sind **C** und **D** als **Antworten falsch** (als *Aussagen zutreffend*). Die Erythrozyten werden nach einer Lebensdauer von etwa vier Monaten v. a. in der Milz (bzw. anderen Teilen des sogenannten retikuloendothelialen Systems) abgebaut. Aus dem Blutfarbstoff Hämoglobin wird das Häm-Molekül frei, welches zu Bilirubin umgewandelt und schließlich mit der Gallenflüssigkeit ausgeschieden wird (s. *EA7.1.3*); somit ist **Antwort E falsch** *(als Aussage zutreffend)*.

EA7.1.1: Nimmt man Blut ab, so gerinnt es ohne Zusatz schnell; beim Zentrifugieren setzen sich die gerinnungsaktiven Proteine (insbesondere Fibrinogen) mit den Blutkörperchen ab, sodass der Überstand das Blutserum ist. Zur Gewinnung von Plasma muss man dem entnommenen Blut gerinnungshemmende Substanzen zusetzen.

EA7.1.2: Beim Erwachsenen geschieht die Bildung der Blutzellen (sowohl der Erythro-, Leuko- wie Thrombozyten) aus den Stammzellen im Wesentlichen nur noch im roten Mark der flachen Knochen (das gelbe Mark der Röhrenknochen, z. B. des Oberschenkelknochens, ist diesbezüglich weitgehend bedeutungslos). Will man Störungen der Hämatopoese, der Blutbildung, studieren, so gewinnt man das rote Mark durch Punktion im Bereich des Brustbeins (Sternalpunktion) oder der Beckenknochen.

EA7.1.3: Bei vermehrter Zerstörung der Erythrozyten (Hämolyse), z. B. bei hämolytischen Anämien, kommt es daher zur Erhöhung des Bilirubins im Serum. Dieser prähepatische (vor der Leber gelegene) Ikterus hat weder etwas mit mangelnder Einschränkung der Leberfunktion noch mit Blockierung der Gallenwege zu tun.

AK7.2: Richtige Antwort ist *C*

Die weißen Blutkörperchen (Leukozyten), mit den Unterformen Granulozyten, Monozyten und Lymphozyten, dienen der spezifischen und unspezifischen Abwehr körperfremder Stoffe, nicht aber der Blutstillung; somit sind **A**, **B**, **D** und **E falsch**. Die Blutstillung (s. *EA7.2.1*) geschieht u. a. durch die Blutplättchen, die Thrombozyten; also ist **C richtig**.

EA7.2.1: In einer ersten Phase des Gefäßverschlusses nach Verletzung (zuweilen als Blutstillung von der zweiten Phase, der Blutgerinnung, abgegrenzt), verkleben die Thrombozyten untereinander und mit der lädierten Gefäßwand. Dieser Thrombozytenthrombus (Thrombozytenpfropf) verhindert das weitere Austreten von Blut, ist aber nicht sehr stabil. Unter dem Einfluss von Gerinnungsfaktoren bildet sich dann der Klebstoff Fibrin, der das ganze Gebilde, nun roter Thrombus genannt, mithilfe von Erythrozyten verfestigt.

AK7.3: Richtige Antworten sind *C, D* und *E*

Leukozytose bedeutet Vorliegen der weißen Blutkörperchen in großer Zahl, insbesondere im Rahmen von Infektionen; Leukozytose ist also nicht mit Leukämie gleichzusetzen, der bösartigen Vermehrung weißer Blutkörperchen (s. *EA7.3.1*); also ist **A falsch**. Die bei Eisenmangel (z. B. bei starken Menstruationsblutungen, bei okkulten [d. h. nicht mit bloßem Auge sichtbaren] Blutverlusten durch Erkrankungen des Magen-Darm-Trakts) auftretende Anämie wird als Eisenmangelanämie bezeichnet, die auf Mangel an Vitamin B_{12} zurückgehende Anämie als perniziöse Anämie; somit ist **B falsch**, **C** hingegen **richtig**. Agranulozytose, ein Rückgang der Granulozytenzahl mit zuweilen tödlicher Abwehrschwäche, kann Nebenwirkung von Medikamenten sein, u. a. von Psychopharmaka wie dem atypischen Neuroleptikum (Antipsychotikum) Clozapin, Phenothiazinen oder trizyklischen Antidepressiva (s. *EA7.3.2*); **Antwort D** ist also **richtig**. Ein nicht geringer Anteil der Leukämien betrifft Kinder; sie sind die häufigsten bösartigen Erkrankungen des Kindesalters (vor Geschwülsten der Lymphknoten, Hirntumoren, Nierentumoren, Knochen- und Weichteilsarkomen; s. *EA7.3.3*); somit ist **E richtig**.

EA7.3.1: Bei den Leukämien sind nicht die funktionierenden weißen Blutkörperchen vermehrt (wie bei der durch Infektionen induzierten Leukozytose), sondern ihre unreifen Vorstufen.

EA7.3.2: Am bekanntesten ist hier sicher die durch das atypische Antipsychotikum Clozapin (z. B. Leponex®) in Einzelfällen hervorgerufene Agranulozytose, die zur zeitweiligen Entfernung der Substanz aus dem Handel geführt hat und mittlerweile gewisse Vorsichtsmaßnahmen bei ihrer Verschreibung notwendig macht; ebenso können die zu den klassischen Neuroleptika zählenden Phenothiazine sowie die chemisch verwandten trizyklischen Antidepressiva diese Nebenwirkung haben. Auch beim antipyretischen Analgetikum Metamizol = Novominsulfon (z. B. Novalgin®) wurden Agranulozytosen beschrieben; Folge ist, dass diese lange Zeit ohne ärztliche Verschreibung erhältliche Substanz heute rezeptpflichtig ist. Generell ist es sicher sinnvoll, vor und während einer länger dauernden Behandlung mit Medikamenten gleich welcher Art, ein Blutbild zu erheben, insbesondere auch die Leukozytenzahl zu erfassen. Dies ist um so eher vertretbar, weil diese Untersuchung sehr preisgünstig ist.

EA7.3.3: Interessanterweise sind die beim Erwachsenen häufigen Karzinome, die vom Epithelgewebe (z. B. von Schleimhäuten des Bronchialsystems, des Magen-Darm-Trakts oder des Urogenital-Systems) ausgehenden bösartigen Tumoren, im Kindesalter selten, während dort mesenchymale (vom Bindegewebe ihren Ausgang nehmende) Geschwülste (Sarkome) vergleichsweise häufig sind.

AK7.4: Richtige Antworten sind *A, B* und *E*

Maligne Lymphome sind bösartige Geschwülste des lymphatischen Gewebes, speziell der Lymphknoten, durch Vermehrung atypischer Lymphozyten; diese können über Lymphwege in weitere Organe (Milz, Leber) gelangen; eine wichtige Unterform dieser Lymphome ist die Hodgkin-Krankheit (Morbus Hodgkin = Lymphogranulomatose; s. *EA7.4.1*); also ist **A richtig**. Bei der perniziösen Anämie ist die Blutbildung aufgrund eines Mangels an Vitamin B_{12} gestört. Im Rahmen des B_{12}-Mangels kann auch eine Zerstörung der Myelinschichten auftreten, häufig im Bereich der Hinterstränge des Rückenmarks (funikuläre Myelose), was zu Störung der Tiefensensibilität mit Auswirkungen auf die Motorik führt; somit ist Antwort **B richtig**. Der B_{12}-Mangel bei perniziöser Anämie und funikulärer Myelose basiert auf einer Resorptionsstörung im unteren Dünndarm, da der Magen nicht mehr den zur Resorption notwendigen „Intrinsic-Faktor" bildet. Aufnahme von Nahrung mit hohem Vitamin B_{12}-Gehalt führt hier nicht weiter; das Vitamin muss parenteral (in Form einer Injektion) zugeführt werden (s. *EA7.4.2*); somit ist **C falsch**. Die myeloische Leukämie ist gekennzeichnet durch Vermehrung der Granulozyten und insbesondere ihrer unreifen Vorstufen (s. *EA7.4.3*), nicht aber der Lymphozyten; daher ist Antwort **D falsch**. Die Bildung der meisten Gerinnungsfaktoren (nicht aller) geschieht in der Leber unter Mitwirkung von Vitamin K (s. *EA7.4.4*); somit ist **E richtig**.

EA7.4.1: Daneben gibt es weitere maligne Lymphome (Non-Hodgkin-Lymphome), die noch einmal in komplizierter Weise unterteilt werden.

EA7.4.2: Dass der „Intrinsic-Faktor" nicht gebildet wird, liegt wiederum daran, dass die Patient*innen eine atrophische Gastritis aufweisen; diese ist wahrscheinlich auf Autoimmunprozesse zurückzuführen und und allem Anschein nach mit einem erhöhten Risiko für die Entwicklung von Magenkarzinomen verbunden.

EA7.4.3: Die funktionsfähigen Granulozyten sind sogar vermindert; deshalb zeigen die Patient*innen deutliche Abwehrschwäche mit Infektanfälligkeit.

EA7.4.4: Daher ist bei Leberzellinsuffizienz (z. B. bei Leberzirrhose) die Gerinnung gestört (erniedrigter Quick-Wert und häufige, schlecht zu stillende Blutungen).

AK7.5: Richtige Antworten (*nicht zutreffende* Aussagen) sind *B* und *E*

Die gegen spezifische Antigene gerichteten humoralen Antikörper sind Proteine aus der Klasse der Immunglobuline; sie werden in den Plasmazellen gebildet; somit sind **A** und **D** als **Antworten falsch** *(weil als Aussagen zutreffend)*. Allergien sind pathologische Überempfindlichkeitsreaktionen, die (beim häufigen Typ I) auf IgE-Immunglobuline (nicht auf die der Klassen IgG und IgM; s. *EA7.5.1*) zurückgehen; diese werden in ungewöhnlich hoher Konzentration gebildet und setzen u. a. aus den Mastzellen das Gewebshormon Histamin frei (mit der Folge von Gewebsschwellungen [Ödemen], Kontraktion großer Gefäße und Bronchien, Erweiterung kleiner Gefäße);

somit ist **B richtig** (als *Aussage nicht zutreffend*) und **C falsch** *(ist zutreffende Aussage)*. Interferone sind zwar Teile der humoralen Abwehr, sind aber keine spezifischen, erst nach Kontakt mit dem Antigen gebildeten Immunglobuline (Antikörper), sondern werden unmittelbar von virusbefallenen Zellen freigesetzt und helfen bei deren Vernichtung (s. *EA7.5.2*); somit ist **E** als Antwort **richtig** *(Aussage nicht zutreffend)*.

EA7.5.1: Darauf beruht die Desensibilisierung (Hyposensibilisierung): In steigenden Dosen wird das Allergen (das die allergische Reaktion hervorrufende Antigen, z. B. Partikel von Pollen, Hausstaubmilben oder Tierzellen) zugeführt, um – so wenigstens das vermutete Wirkmodell – durch Anregung der Produktion regulärer Antikörper des Typs IgG die Bildung der irregulären Antikörper der IgE-Klasse zu unterdrücken.

EA7.5.2: Diese Interferone sind für die Spezies (des befallenen Tieres) charakteristische, aber nicht gegen spezifische Viren gerichtete, also allgemein antiviral wirkende Glykoproteine. Sie werden zuweilen bei der Behandlung viraler Infektionen eingesetzt (aber nicht nur dort).

AK7.6: Richtige Antworten (*nicht* auf Autoimmunprozesse zurückzuführende Krankheiten) sind *A* und *E*

Koxarthrose (= Hüftarthrose, von lat. coxa = Hüfte) ist ein Umbau im Hüftgelenk, z. B. als Folge übermäßiger Beanspruchung (etwa durch Übergewicht, häufiges und langes Stehen); Autoimmunprozesse (Reaktionen gegen körpereigenes Gewebe) spielen dabei offenbar keine Rolle; somit ist **A richtig**. Asthma bronchiale ist eine allergische Erkrankung (eine vom Typ I, d. h. mit übermäßiger Bildung von Immunglobulinen der Klasse IgE), vielfach auch infektiös bedingt; Autoimmunprozesse sind für die Pathogenese hierbei ohne Bedeutung; somit ist Antwort **E richtig**. Hingegen wird für die Rheumatoide Arthritis, die Multiple Sklerose sowie den Typ-I-Diabetes eine Autoimmungenese diskutiert (Antikörper gegen Gelenkzellen, Myelinscheiden, Insulin sezernierende Zellen; s. *EA7.6.1*); somit sind **B**, **C** und **D falsch**.

EA7.6.1: Im Übrigen sollte man sich vor Augen halten, dass die Ätiologie (also die Ursache) dieser Autoimmunreaktionen häufig unklar ist. In manchen Fällen treten diese Reaktionen offenbar (teilweise sehr verspätet) als Folge von Infektionen auf (mit Viren bei der Multiplen Sklerose?).

AK7.7: Richtige Antworten sind *A, C* und *D*

Thrombopenie (oder Thrombozytopenie) bedeutet (pathologische) Verminderung (von griech. penia = Mangel) der Thrombozyten (Blutplättchen), z. B. bei Leukämie, Plasmozytom, Therapie mit radioaktiven Strahlen, Chemotherapie; somit ist **A richtig**. Im Erwachsenenalter hat die chronische myeloische Leukämie eine wesentlich schlechtere Prognose als die chronische lymphatische; also ist **B falsch**. Im Endstadium von AIDS ist häufig auch das Gehirn betroffen (AIDS-Encephalopathie) mit der Folge kognitiver Einschränkungen (im Extremfall: AIDS-Demenz); somit ist

Antwort **C richtig**. Da Plasmazytomzellen (in nur teilweise geklärter Weise) sogenannte Osteoklasten aktivieren, die Calcium aus dem Knochen freisetzen, können pathologische Frakturen (Knochenbrüche ohne erkennbares Trauma) erstes Symptom dieser bösartigen Neubildung des leukopoetischen Systems sein; somit ist **D richtig**. Zwar dürfte die sexuelle Transmission insgesamt die häufigste sein (z. B. in Ländern der Dritten Welt); jedoch wird HIV u. a. auch über Blutprodukte oder verschmutzte Spritzen bzw. Injektionsnadeln übertragen (s. *EA7.7.1*); also ist **E falsch**.

EA7.7.1: Eine nicht unbeträchtliche Rolle spielt die sogenannte vertikale Übertragung, d. h. die Ansteckung des Fetus durch die HIV-infizierte Schwangere. Hingegen scheint Ansteckung auf oralem Wege (z. B. durch gemeinsam benutzte Essbestecke) oder anders (beispielsweise durch Mückenstiche) bestenfalls sehr selten vorzukommen.

8 Sexualität und Fortpflanzung; sexuelle Funktionsstörungen; Krankheiten der Sexualorgane

8.1 Lernziele; wichtige Stichworte

Zunächst müssen *Aufbau* und *Funktion* der *männlichen Geschlechtsorgane* bekannt sein, wobei auch Kenntnisse über *sexuelle Funktionsstörungen* und *Erkrankungen in diesem System* vorauszusetzen sind.

Stichworte: Hoden (Lage, Entwicklung, Funktion [Testosteronbildung, Spermienproduktion], Erkrankungen [Hodenhochstand, Hodenkarzinome]) – Nebenhoden; Ductus deferens (Samenleiter); Urethra; Samenbläschen; Cowper-Drüsen – *Prostata* (Funktion, Erkrankungen [Prostatitis, Prostatahypertrophie, Prostatakarzinom inklusive Diagnostik und Therapie]) – *Penis* (Schwellkörper, Funktion, Innervation, Bedeutung von NO bei der Füllung der Schwellkörper, Bedeutung der Phosphodiesterase) – *sexueller Funktionszyklus des Mannes (Einteilung* in *Phasen)* – Vorgänge in der *Erregungsphase; Erektion* (Mechanismen, Regulation durch das vegetative Nervensystem), *erektile Dysfunktion* (Ursachen, Behandlungsmöglichkeiten) – Vorgänge in der *Orgasmusphase:* Grundlagen und vegetative Steuerung der Ejakulation, *Orgasmusstörungen* (Ejaculatio praecox [Behandlungsmöglichkeiten], verzögerte Ejakulation).

Weiter vorausgesetzt werden *Kenntnisse über weibliche Geschlechtsorgane,* wichtige *Krankheiten* in diesem Organsystem, zudem die *Prozesse des Regelzyklus (Menstruationszyklus)* und des *sexuellen Funktionszyklus* bei der Frau und mögliche *Störungen.*

Stichworte: Ovarien (Lage, Funktionen [Bildung der Keimzellen, Hormonsynthese], Erkrankungen [Zysten, Ovarialkarzinome]) – *Eileiter* – *Gebärmutter* (Lage, Aufbau, Funktionen, Erkrankungen [Myome, Corpuskarzinom, Cervixkarzinom]) – *Vagina, Vulva, Klitoris* (Lage und Funktionen) – *Mammae* (Aufbau, Funktionen, Erkrankungen [Zysten, Mammakarzinom]) – *weiblicher sexueller Funktionszyklus* (Vorgänge bei Erektion und Orgasmus, steuernde Zentren, Appetenz-, Erregungs- und Orgasmusstörungen [mit möglichen Ursachen], Dyspareunie).

Außerdem sollen Kenntnisse über die *Steuerung des Sexualverhaltens* (durch innere Faktoren, äußere Reize) vorliegen und (ansatzweise) Hypothesen zur *sexuellen Orientierung* bekannt sein.

Stichworte: Wirkung von *Testosteron* und weiteren *Androgenen, Östrogenen* und *Gestagenen* auf die *Libido* – *Pheromone* – *Sexualzentren* im ZNS (Erektionszentrum,

Ejakulationszentrum, Amygdala, sexuell dimorpher Nucleus) – familiäre Häufung von Homosexualität, (umstrittene) Bedeutung des INAH 3 im Hypothalamus – *Hormone* und Geschlechtsorientierung.

8.2 Fragen

Einfachauswahlaufgaben

F8.1:	**Welche Phase gehört nicht zum männlichen sexuellen Funktionszyklus?**
A)	Orgasmusphase
B)	Refraktärphase
C)	Appetenzphase
D)	Erregungsphase
E)	Entspannungsphase

F8.2:	**Welche Aussage trifft nicht zu?**
A)	Bei Hodenhochstand resultiert in der Regel Unfruchtbarkeit.
B)	Die Leydig-Zwischenzellen des Hodens produzieren Testosteron.
C)	Die Produktion der Spermien geschieht in den Samenbläschen.
D)	Hodenkarzinome betreffen vorwiegend jüngere Personen.
E)	Zur Früherkennung von Prostatakarzinomen eignet sich die Konzentration von PSA im Blutserum.

F8.3:	**Der lateinische Fachausdruck für die Gebärmutter ist:**
A)	Vulva
B)	Uterus
C)	Cervix
D)	Tube
E)	Endometrium

F8.4:	**Welches Hormon (bzw. welcher Transmitter) fördert auf direktem Wege die Milchbildung?**
A)	Oxytocin
B)	Dopamin
C)	Prolactin
D)	PIH
E)	GnRH

Mehrfachauswahlaufgaben

F8.5:	**Welche Aussagen treffen zu** *(3 Antworten)***?**
A)	Androgene (z. B. Testosteron) spielen für die sexuelle Appetenz der Frau möglicherweise eine wichtige Rolle.
B)	Ejaculatio praecox ist häufige Nebenwirkung der SSRI.
C)	Dyspareunie bei der Frau ist nicht selten Folge von Scheidenatrophie bei Östrogenmangel.
D)	Als Folge von chronischem Alkoholmissbrauch tritt beim Mann nicht selten eine erektile Dysfunktion auf.
E)	Die Erektion ist wesentlich durch ein sympathisches Erektionszentrum im oberen Lumbalmark gesteuert.

F8.6:	**Welche Aussagen treffen zu** *(3 Antworten)*?
A)	Etwa einmal pro Monat entwickelt sich bei Frauen im gebärfähigen Alter eine Eizelle mit umgebendem Epithelgewebe in einen befruchtungsfähigen Zustand.
B)	Im Laufe des Menstruationszyklus finden Veränderungen nicht nur an der Uterusschleimhaut, sondern auch an anderen Teilen des Geschlechtsapparates statt.
C)	Etwa in der Zyklusmitte springt ein Follikel mit eingeschlossener Eizelle vom Ovar in den Eileiter (Eisprung, Ovulation).
D)	Befruchtung findet (wenn überhaupt) typischerweise im Uterus statt.
E)	Intrauterinpessare („Spiralen") verhindern die Einnistung der befruchteten Eizelle in die Uterusschleimhaut.

F8.7:	**Welche Aussagen treffen nicht zu** *(2 Antworten)*?
A)	Lubrikation bedeutet das Feuchtwerden der Scheide.
B)	Die neueren Potenzmittel wie Sildenafil (z. B. Viagra®) verstärken die Wirkung von Rezeptorbesetzung an den glatten Gefäßmuskelzellen in den Schwellkörpern und erhöhen so den Einstrom von Blut.
C)	Unter dem Einfluss eines X-Chromosoms bilden sich aus der indifferenten Gonadenanlage in der Embryonalentwicklung die Ovarien.
D)	Für die Wahrnehmung von Pheromonen („Sexuallockstoffen") ist ein eigenes Organ zuständig.
E)	Eine wesentliche Determinante für die Sexualorientierung (in Richtung Hetero- oder Homosexualität) ist der Hormonspiegel des betreffenden Individuums.

F8.8:	**Welche Aussagen treffen zu** *(3 Antworten)*?
A)	Östrogensubstitution nach der Menopause reduziert das Risiko für die Entwicklung von Mammakarzinomen.
B)	Bei Insuffizienz von Androgenrezeptoren zeigen Männer deutlich weibliche Züge.
C)	Testosteron wirkt auch auf das Wachstum.
D)	Bei Testosteronsubstitution ist an die mögliche Verschlimmerung eines Prostatakarzinoms zu denken.
E)	Vermehrung von Muskelgewebe im Uterus ist in der Regel bösartig.

8.3 Antworten mit Kommentaren; ergänzende Anmerkungen

AK8.1: Richtige Antwort ist *B* (gehört *nicht* dazu)

Vergleichsweise üblich ist die Einteilung des funktionellen Sexualzyklus (beim Mann wie der Frau) in die Appetenz-, Erregungs-, Orgasmus- und Entspannungsphase; somit sind **A**, **C**, **D** und **E falsch** *(gehören dazu);* eine Refraktärphase wird nicht dazu gerechnet (s. *EA8.1.1*); also ist **B richtig**.

EA8.1.1: Im Anschluss an die Orgasmusphase ist der Genitalapparat beim Manne in der Regel für längere Zeit (oft viele Stunden) refraktär, also nicht zum Durchlaufen des vollen Sexualzyklus befähigt; da mit der Orgasmusphase (und der mehr oder weniger langen Entspannungsphase) in den meisten Fällen der Funktionszyklus zunächst einmal beendet ist, ist es nicht sinnvoll, hier eine eigene Refraktärphase anzuhängen.

AK8.2: Richtige Antwort (einzige *nicht zutreffende* Aussage) ist *C*

In der ersten Zeit der fetalen Entwicklung liegt der Hoden noch im Bauchraum und ist typischerweise vor der Geburt durch den Leistenkanal nach unten und außen gewandert (Descensus testis); ist dieser Vorgang nicht abgeschlossen, kommt es zum Hodenhochstand (Maldescensus testis, z. B. Verbleiben in der Bauchhöhle oder im Leistenkanal), was in aller Regel mit Unfruchtbarkeit verbunden ist (s. *EA8.2.1*); somit ist **A falsch** *(trifft zu)*. Der Hoden produziert einerseits Testosteron (in den Leydig-Zwischenzellen), andererseits in den Hodenkanälchen (Tubuli seminiferi) die Spermien; Letztere werden also nicht in den Samenbläschen gebildet; folglich ist

Antwort **B falsch** *(Aussage trifft zu)*, hingegen ist Antwort **C richtig** *(einzige nicht zutreffende Aussage)*. Anders als der Großteil der bösartigen Geschwüre (speziell der Karzinome), welche sich in erster Linie bei älteren Personen entwickeln, treten Hodenkarzinome größtenteils zwischen dem 20. und 40. Lebensjahr auf (s. *EA8.2.2*); somit ist **D falsch** *(Aussage zutreffend)*. In Frühstadien des Prostatakarzinoms (noch bevor der Tumor die Kapsel erreicht oder durchbrochen hat) ist typischerweise das prostataspezifische Antigen (PSA) im Serum erhöht, somit eignet sich dieser Parameter zur Früherkennung (s. *EA8.2.3*); also ist Antwort **E falsch** *(Aussage zutreffend)*.

EA8.2.1: Zur normalen Entwicklung benötigen Spermien offenbar gewisse Kühle, was nur außerhalb des Körpers, im Hodensack (Scrotum), gegeben ist. Zunächst wartet man ab, ob der Hoden nicht doch spontan deszendiert (sich senkt und den Bauchraum verlässt); sodann wird meist versucht, durch Hormongaben (z. B. Gabe synthetischer Gonadotropin-Releasing-Hormone, welche wiederum die Testosteronbildung anregen) die Wanderung des Hodens zu stimulieren; teilweise ist ein operativer Eingriff nicht zu vermeiden.

EA8.2.2: Offenbar hat die Häufigkeit der Hodenkarzinome in den letzten Jahren merklich zugenommen. Diskutiert wird (neben Maldescensus testis) als ätiologischer Faktor die Wärme und mechanische Reizung bei stundenlangem, anstrengendem Radfahren.

EA8.2.3: Diskutiert wird allerdings, ob diese Früherkennung in einem möglicherweise noch nicht behandlungsbedürftigen Stadium nicht zu Verunsicherungen und unnötigen Operationen (mit entsprechenden Risiken) führt; hier wird man die Argumente beider Seiten weiterverfolgen müssen. Oft richtet sich im Übrigen das Augenmerk nicht nur auf den absoluten PSA-Wert, sondern auch auf seine zeitliche Veränderung.

AK8.3: Richtige Antwort ist *B*

Vulva bezeichnet allgemein die äußeren weiblichen Geschlechtsteile (Klitoris, Schamlippen, Schamspalte, Scheidenvorhof), Cervix den Gebärmutterhals, Tube (Tuba uterina) den (doppelt angelegten) Eileiter, Endometrium die Schleimhaut im Corpus uteri; somit sind **A, C, D** und **E falsch**. Der lateinische Name für Gebärmutter ist Uterus; also ist **B richtig**.

AK8.4: Richtige Antwort ist *C*

Das vom Hypophysenvorderlappen ausgeschüttete Hormon Prolactin bewirkt Wachstum der Brustdrüse und Bildung von Milch; also ist **C richtig**. Das vom Hypophysenhinterlappen ausgeschüttete Oxytocin fördert die Austreibung von Milch (sowie die Uteruskontraktionen während des Geburtsvorganges), wirkt aber nicht auf die Milchbildung; somit ist Antwort **A falsch**. Dopamin verhindert die Prolactinausschüttung und unterdrückt damit die Milchbildung (s. *EA8.4.1*); also ist **B falsch**. PIH ist das Prolactin-Inhibiting-Hormon des Hypothalamus, welches die Prolactinsekretion (und damit die Milchbildung) hemmt; **D** ist somit **falsch**. GnRH (Gonadotropin-Releasing-Hormon) fördert die Ausschüttung der Gonadotropine FSH und LH, fördert damit nicht direkt die Milchbildung (s. *EA8.4.2*); also ist **E falsch.**

EA8.4.1: Dopamin, ausgeschüttet vermutlich als Transmitter der tuberoinfundibulären Bahnen, hemmt in der Hypophyse die Bildung von Prolactin (ist also das Prolactin-Inhibiting Hormon = PIH); bei Blockade von hypophysären Dopaminrezeptoren durch bestimmte Neuroleptika (Antipsychotika) kommt es daher zur Erhöhung des Prolactinspiegels mit der Folge von Gynäkomastie und Galaktorrhö (auch beim Mann).

EA8.4.2: Umgekehrt wirkt Prolactin offenbar hemmend auf die Ausschüttung des Gonadotropin-Releasing-Hormons, sodass es während der Stillzeit nicht selten zu Zyklusstörungen (und damit zu verminderter Empfängnisbereitschaft) kommt. Bekanntlich wird dieser Mechanismus nicht selten (häufig, aber nicht nur in Entwicklungsländern) gezielt zur Geburtenkontrolle eingesetzt.

AK8.5: Richtige Antworten sind *A, C* und *D*

Dass beim Mann der Androgenspiegel im Blut, speziell der des v. a. im Hoden produzierten Testosterons, für die sexuelle Appetenz (Libido) eine wesentliche Bedeutung hat, ist bekannt (s. *EA8.5.1*); wahrscheinlich spielen auch bei der Frau Androgene (gebildet v. a. in den Nebennierenrinden und in kleineren Mengen im Ovar) für die sexuelle Appetenz eine wichtige Rolle, wohl eine wichtigere als die Östrogene (s. *EA8.5.2*); somit ist **A richtig**. Die SSRI *verzögern* häufig die Ejakulation, was sogar therapeutisch genutzt wird (s. *EA8.5.3*); also ist **B falsch**. Schmerzen beim Geschlechtsverkehr (Dyspareunie) sind bei der Frau häufig auf Atrophie der Scheidenschleimhaut („Scheidenatrophie") mit mangelnder Lubrikation und erhöhter Verletzlichkeit zurückzuführen; dies ist nicht selten Folge von Östrogenmangel in der Postmenopause (s. *EA8.5.4*); Antwort **C** ist demnach **richtig**. Das Phänomen der alkoholischen Impotenz ist bekannt (s. *EA8.5.5*); also ist **D richtig**. Die Erektion ist im Wesentlichen *parasympathisch* gesteuert durch ein Erektionszentrum im Sakralmark (s. *EA8.5.6*); somit ist **E falsch**.

EA8.5.1: Entfernen der Hoden (z. B. therapeutisch) oder Nachlassen der Hodenfunktion im Alter mit Absinken des Testosteronspiegels führt in der Regel zu deutlicher Reduktion der Libido; u. a. macht man sich dies bei der physischen Kastration zu Nutze, die früher bei Triebtätern auch in Deutschland zuweilen eingesetzt wurde.

EA8.5.2: Entfernung der Ovarien oder Einschränkungen ihrer Funktionsfähigkeit in der Postmenopause mit Absinken des Östrogenspiegels bewirken keineswegs immer merklichen Libidoverlust. Häufig finden sich jedoch die erwähnten atrophischen Veränderungen der Scheide, was den Geschlechtsverkehr schmerzhaft gestalten und so wenig befriedigend machen kann.

EA8.5.3: In mehreren Studien an Patienten mit Ejaculatio praecox konnte Verbesserung der Symptomatik durch SSRI nachgewiesen werden. Mittlerweile ist ein

Medikament aus der Gruppe der SSRI speziell für diese Indikation erhältlich (Priligy® mit dem Inhaltsstoff Dapoxetin).

EA8.5.4: Hier gelingt es oft mit Östrogenen, entweder systemisch (über transdermale Pflaster, Tabletten oder Injektionen) oder lokal (mittels Salben und Vaginalzäpfchen), gewisse Abhilfe zu schaffen.

EA8.5.5: Diese erektile Dysfunktion ist sicher zumindest teilweise neurogen, nämlich durch Zerstörung der Nn. erigentes bei alkoholischer Polyneuropathie zu erklären. Auch Veränderungen im Hormonhaushalt durch die Leberinsuffizienz könnten eine Rolle spielen.

EA8.5.6: Diese cholinergen Fasern erreichen offenbar nicht direkt die glatte Muskulatur der Gefäße, sondern das Gefäßendothel (die Zellen der innersten Gefäßwand), welches daraufhin das gefäßerweiternde (und damit den Blutfluss in die Schwellkörper steigernde) NO (Stickstoffmonoxid) freisetzt; deswegen haben Substanzen mit anticholinerger Wirkung (z. B. trizyklische Antidepressiva) als Nebenwirkung gelegentlich erektile Dysfunktion.
Diskutiert wird allerdings die Existenz eines zusätzlichen thorakolumbalen Erektionszentrums, welches sympathische Fasern zu den Schwellkörpern sendet; wenn überhaupt, dürfte es für die Erektion deutlich weniger bedeutsam sein als das sakrale parasympathische Zentrum.

AK8.6: Richtige Antworten sind *A, B* und *E*

Bei der Frau gibt es eine begrenzte Zahl (bereits bei der Geburt) vorhandener Eizellen, welche von einschichtigem Gewebe umgeben sind; in der Regel entwickelt sich nur eine davon pro Zyklus in einen befruchtungsfähigen Zustand (s. *EA8.6.1*); somit ist **A richtig**. Die Veränderungen der Uterusschleimhaut im Laufe des Menstruationszyklus (sukzessiver Aufbau und Abstoßung im Falle von fehlender Befruchtung) sind nur besonders augenfällig und erklären die Bezeichnung „Menstruationszyklus“; daneben kommt es u. a. zum Flüssigwerden des Cervixsekrets zum Zeitpunkt des Eisprunges und zur Öffnung des Muttermunds, sodass die Wanderung der Spermien erleichtert wird; also ist **B richtig**. Die Eizelle verlässt allein das Ovar (Eisprung), während der Follikel dort zurückbleibt und den Gestagene produzierenden Gelbkörper (Corpus luteum) bildet (s. *EA8.6.2*); Aussage **C** ist folglich **falsch**. Die Befruchtung geschieht typischerweise kurz nach der Ovulation, noch im Eileiter (s. *EA8.6.3*); somit ist **D falsch**. Eine Möglichkeit der Geburtenkontrolle ist die Verhinderung der Einnistung der befruchteten Eizelle in die Uterusschleimhaut; dies kann u. a. durch sogenannte Intrauterinpessare geschehen (s. *EA8.6.4*); folglich ist Antwort **E richtig**.

EA8.6.1: Dazu wächst der Follikel, bildet eine zweite Wandschicht und füllt sich mit Flüssigkeit, in der sich die Eizelle befindet; dieser Graaf-Follikel, der immerhin einen Durchmesser von etwa einem Zentimeter hat, produziert zunächst die Östrogene, dann die Gestagene und entlässt in der Zyklusmitte das Ei in Richtung Tube (Eileiter). Entwickeln sich mehrere Eizellen zu einem befruchtungsfähigen Zustand und gelangen sie in den Eileiter, kann es zur Mehrlingsschwangerschaften kommen. (Bei Zwillingen wären diese dann zweieiig, im Gegensatz zu eineiigen Zwillingen bei atypischer Entwicklung der Zygote [der befruchteten Eizelle].)

EA8.6.2: Deswegen nennt man die zweite Phase des Menstruationszyklus (nach dem Eisprung) auch Gelbkörper- oder Corpus luteum-Phase.

EA8.6.3: In seltenen Fällen findet die Befruchtung zwischen Ovar und Tube statt; dann kommt es zu den gefährlichen Bauchhöhlenschwangerschaften. Eine Eileiterschwangerschaft entsteht, wenn die Zygote (also die befruchtete Eizelle) nicht in den Hohlraum des Uterus deszendiert (absteigt).

EA8.6.4: Neben den „mechanischen" Methoden der Geburtenkontrolle (Kondome, Coitus interruptus, Sterilisation von Mann oder Frau, Intrauterinpessare) gibt es bekanntlich eine Reihe von hormonellen, von denen die Ovulationshemmer die am meisten verbreiteten sind; durch Zufuhr von Gestagenen oder Gestagen/Östrogen-Präparaten wird über komplizierte Rückkopplungsmechanismen die LH-Sekretion der Hypophyse gehemmt, sodass der Eisprung nicht eintritt. Die sogenannte Minipille mit kleineren Hormonmengen verhindert zwar nicht die Ovulation, verändert den Cervixschleim aber so, dass die Spermien nicht in den Uterus eindringen können. Die große Östrogenmengen enthaltende Postkoitalpille („Pille danach") verhindert die Einnistung der Zygote in die Uterusschleimhaut, ist also ein chemischer Nidationshemmer.

AK8.7: Richtige Antworten *(nicht zutreffende Aussagen)* **sind** *C* **und** *E*

Das Feuchtwerden der Scheide (welches eine wichtige Voraussetzung für schmerzfreien Geschlechtsverkehr ist; s. *EA8.7.1*) wird als Lubrikation bezeichnet; somit ist **A falsch** *(die Aussage* ist nämlich *richtig).* Die neueren Potenzmittel hemmen die Phosphodiesterase und verlängern (bzw. verstärken) die Effekte von Rezeptorbesetzung im Bereich der Schwellkörper (s. *EA8.7.2*); somit ist **B falsch** *(Aussage trifft zu).* Unter dem Einfluss eines Y-chromosomalen Gens bildet sich ein Stoff (TDF = testes determinating factor), welcher die Umwandlung der Gonadenanlage in zwei Hoden bewirkt; das X-Chromosom hat an dieser Entwicklung keinen Anteil (s. *EA8.7.3*); somit ist **C richtig** (weil *Aussage nicht zutrifft*). Zur Wahrnehmung der Pheromone dient nicht die Riechschleimhaut der oberen Nasenmuschel, sondern ein eigenes Organ in der Nase, das vomeronasale Organ (s. *EA8.7.4*); somit ist **D falsch** *(Aussage ist richtig).* Der Hormonspiegel ist sicher nicht wesentlich für die Partnerwahl entscheidend (s. *EA8.7.5*); somit ist **E richtig** (ist *eine* der *beiden gesuchten, nicht zutreffenden Aussagen*).

EA8.7.1: Offenbar gibt es keine Drüsen für diese Sekretion; man nimmt an, dass die Scheidenwand „ausschwitzt". Mangelnde Lubrikation ist bei jüngeren Frauen häufig auf unzureichende Erregung zurückzuführen, hat damit eindeutig eine psychische Komponente. Ein organischer Faktor ist hingegen die bei älteren Frauen aufgrund von Östrogenmangel zurückgebildete Scheidenschleimhaut („Scheidenatrophie"), die meist mit Östrogenpräparaten einigermaßen gut zu behandeln ist (s. auch *EA8.5.4*).

EA8.7.2: Der Transmitter ist wahrscheinlich das vom Gefäßendothel unter parasympathischer Stimulierung freigesetzte lösliche Gas NO, der NO-Rezeptor sitzt an den glatten Gefäßmuskelzellen im Bereich der Schwellkörper. An diesem G-Protein-gekoppelten (metabotropen) Rezeptor beendet Phosphodiesterase die Second-messenger-Prozesse (die chemischen Prozesse zur Muskelentspannung nach Rezeptorbesetzung); hemmt man diese Phosphodiesterase, so wirkt die Rezeptorbesetzung länger (bzw. verstärkt sich durch Summation). Voraussetzung eines Effekts von Sildenafil und ähnlicher Stoffe sind daher Impulse aus den Nn. erigentes; bei Fehlen sexueller Stimulation oder zerstörten Nn. erigentes (nach Operationen, bei alkoholischer Polyneuropathie) können Phosphodiesterasehemmer nicht wirken. Im Übrigen sind mittlerweile neben Sildenafil (z. B. Viagra®) weitere, auf Hemmung der Phosphodiesterase basierende Potenzmittel auf dem Markt, nämlich Vardenafil, Tadalafil und Avanafil; die Substanzen unterscheiden sich nicht wesentlich in der Wirksamkeit, hingegen in der Zeit bis zum Wirkungseintritt und der Wirkungsdauer.

EA8.7.3: Ist kein Y-Chromosom vorhanden und entsteht damit nicht der TDF, so tritt gewissermaßen die natürliche Entwicklung ein, nämlich die Umwandlung der Urkeimdrüsen in Ovarien.

EA8.7.4: Dieses vomeronasale Organ ist bei den meisten Tierarten regelmäßig nachweisbar, und die Bedeutung von Pheromonen lässt sich eindrucksvoll im Tierversuch demonstrieren. Auch bei vielen Menschen lässt sich das vomeronasale Organ nachweisen; ob es allerdings dort noch eine Funktion hat, ist umstritten; es gibt jedoch Hinweise, dass auch das menschliche Sexualverhalten durch Pheromone beeinflusst wird (s. dazu Köhler, 2020a, S. 247f., und die dort angeführte Literatur).

EA8.7.5: In extremen Fällen von Virilisierung bei Frauen (z. B. bei adrenogenitalem Syndrom mit deutlichen männlichen Körpermerkmalen sowie erhöhtem Androgenspiegel) tritt allerdings gehäuft Homosexualität auf. Diese Fälle sind jedoch zahlenmäßig unbedeutend; die biologische Determinierung der sexuellen Orientierung ist nach wie vor recht unklar.

AK8.8: Richtige Antworten sind *B, C* und *D*

Substitution mit Östrogenen nach der Menopause reduziert nachgewiesenermaßen die Beschwerden des Postmenopausensyndroms (z. B. Hitzewallungen, Schwindel, Schlafstörungen, depressive Verstimmung) und reduziert die Wahrscheinlichkeit für Osteoporose; hingegen erhöht sich mit gewisser Sicherheit das Risiko für die Entwicklung von Mammakarzinomen; somit ist **A falsch**. Bei Insuffizienz von Androgenrezeptoren (auch Androgen-Insensitivitäts-Syndrom oder testikuläre Feminisierung genannt) findet sich im Extremfall beim betroffenen Mann ein äußeres weibliches Genitale und weiblicher Körperbau mit Brüsten (s. *EA8.8.1*); also ist **B richtig**. Testosteron (wie auch andere Androgene) fördern in geringerer Konzentration das Wachstum von Knorpel (und damit u. a. auch der langen, in den knorpeligen Epiphysen wachsenden Knochen, z. B. der Röhrenknochen der Extremitäten); bei höheren Konzentrationen von Testosteron (wie im Erwachsenenalter üblich) verschließen sich dann die Epiphysenfugen und das Wachstum kommt zum Stillstand (s. *EA8.8.2*); folglich ist **C richtig**. Testosteronsubstitution (z. B. bei altersphysiologischem Rückgang der Produktion) kann sinnvoll sein, jedoch wird bei bestehendem Prostatakarzinom möglicherweise sein Wachstum begünstigt; **D** ist somit **richtig**. Tumoren, die von der Uterusmuskulatur ausgehen, sind meist gutartig (Myome); das Gebärmutterkarzinom geht von der Schleimhaut aus (daher auch der Name Endometriumkarzinom); folglich ist **E falsch**.

EA8.8.1: Da der Hoden in der Embryonalentwicklung das Anti-Müller-Hormon gebildet hat, liegen keine inneren weiblichen Genitalien vor. Das Krankheitsbild zeigt einmal mehr, dass die weibliche Entwicklung die natürliche ist (sofern nicht Testosteron eine andere Entwicklung erzwingt; s. dazu ausführlicher Köhler, 2010, S. 249ff.).

EA8.8.2: Darauf wird auch zurückgeführt, dass Männer mit Klinefelter-Syndrom (mit kleinen Hoden und niedrigem Testosteronspiegel) überdurchschnittlich groß sind (s. *F10.5*).

9 Rauschdrogen; Störungen durch psychotrope Substanzen

9.1 Lernziele; wichtige Stichworte

Vorausgesetzt ist zunächst *Wissen* über die hauptsächlichen *Wirkungen psychotroper Substanzen (Rauschdrogen)* und deren *biologische Grundlagen*. Weiter sollen die Definitionen von *schädlichem Gebrauch, Abhängigkeit, Toleranz* und *Entzugssymptomatik* bekannt und *Hypothesen über ihre Grundlagen* vorhanden sein.

Stichworte: Euphorisierung und das *mesotelencephale dopaminerge Belohnungssystem – Antriebssteigerung* und die Rolle der *Katecholamintransmitter – Sedierung* und *Anxiolyse* (Bedeutung des *GABAergen* und des *glutamatergen Systems*) – *psychedelische Effekte* und vermutete *biologische Grundlagen* (Beeinflussung des *serotonergen Systems?*) – *schädlicher Gebrauch* (Substanzmissbrauch); *metabolische* und *funktionelle Toleranz* (mögliche *Grundlagen* [Enzyminduktion, Rezeptorverminderung, Veränderung nachgeschalteter Signaltransduktionsprozesse]) – *Kriterien* von *Abhängigkeit* – Formen und vermutete biologische Grundlagen von *Entzugssymptomatik*.

Weiter sollen Grundkenntnisse über die wichtigsten *psychotropen Substanzen* vorliegen (Einordnung, Aufnahme, Verstoffwechselung, Ausscheidung, akute psychische und körperliche Wirkungen sowie angenommene Wirkmechanismen, verzögerte Wirkungen, Folgen von Missbrauch, Entzugssymptomatik, Therapie der akuten Intoxikation, der Entzugssymptomatik, Medikamente gegen Missbrauch und Abhängigkeit).

Stichworte: Alkohol: Formel, Aufnahme, präsystemische Elimination, abbauende Enzyme (ADH, MEOS, ALDH), Metaboliten (Acetaldehyd, Essigsäure) – unmittelbare *psychische Wirkungen* (Euphorisierung, psychomotorische Stimulation, Sedierung, Enthemmung) – unmittelbare *körperliche Effekte* (Erhöhung von HDL-Cholesterin, Thrombozytenaggregationshemmung, Diurese, Gefäßerweiterung, Provokation von Arrhythmien) – *verzögerte Effekte* („Filmriss“, Hangover) – Folgen von *Missbrauch (Alkoholhepatitis, Leberzirrhose* [mit den Konsequenzen *Leberzellinsuffizienz* und *Pfortaderhochdruck*], *Polyneuropathie, Pankreatitis, Wernicke-Korsakow-Syndrom,* Effekte auf *Herzmuskelzellen* und *Koronarien, fetales Alkohol-Syndrom,* erhöhtes Risiko für bestimmte Karzinome) – *Entzugssyndrom,* Mittel zur *Behandlung* von *Entzugssymptomatik* und *Abhängigkeit*.

Sedativa und *Hypnotika:* Einteilung – unmittelbare *psychische Wirkungen* (Sedierung und Anxiolyse) – *körperliche Effekte* (neurologische und neuropsychologische Funktionsstörungen) – Folgen von *schädlichem Gebrauch* (psychische Veränderungen,

Pseudodemenz) – *Entzugssyndrom,* Mittel zur *Behandlung* von *Entzugssymptomatik* und *Abhängigkeit.*

Opioide: Einteilung (natürliche, halbsynthetische, vollsynthetische und endogene O.) – unmittelbare *psychische Wirkungen* (Euphorisierung, Sedierung) – *körperliche Effekte* (Analgesie, Dämpfung von Husten- und Atemzentrum, Miosis, Verstopfung) – Bedeutung von *Opioidrezeptoren,* Opiatantagonisten – *Toleranz* (vermutete biologische Grundlagen) – Folgen von *schädlichem Gebrauch* (psychische Veränderungen, Infektionen bei unsachgemäßer Applikation) – *Entzugssyndrom,* Mittel zur *Behandlung* von *Entzugssymptomatik* und *Abhängigkeit* (Substitutionstherapie).

Kokain und *Psychostimulanzien: Applikationsformen* von Kokain (Coca-Blätter, Kokainpulver, Crack, freie Base) – Einteilung der *Psychostimulanzien* (Amphetamine, Methylphenidat, Koffein) – unmittelbare *psychische Wirkungen* (Euphorisierung, Antriebssteigerung, Induktion psychotischer Symptomatik) – *körperliche Effekte* (Herz-Kreislauf-Aktivierung, Appetitzügelung, Mydriasis) – *Toleranz* – Folgen *schädlichen Gebrauchs* (psychische Veränderungen, kardiovaskuläre Komplikationen).

Nikotin: unmittelbare *psychische Wirkungen* (Euphorisierung, Antriebssteigerung, Sedierung) – *körperliche Effekte* (Aktivierung von Sympathikus und Parasympathikus [mit diversen vegetativen Effekten], Stimulierung des Nebennierenmarks) – Toleranz und Entzugssymptomatik – Folgen von *schädlichem Gebrauch (kardiovaskuläre Komplikationen,* Entwicklung *bösartiger Neubildungen).*

Cannabis: Applikationsformen und Arten des Konsums *(Haschisch, Marihuana, synthetische Cannabinoide)* – unmittelbare *psychische Wirkungen* (Euphorisierung, Antriebssteigerung, Sedierung, psychedelische Effekte, Induktion psychotischer Reaktionen) – *körperliche Effekte* (Sympathikusaktivierung, Appetitsteigerung, konjunktivale Injektion) – Bedeutung von *Cannabisrezeptoren* – Toleranz und Entzugssymptomatik – Folgen *schädlichen Gebrauchs (*bösartige Neubildungen im Mund-Rachen-Raum und in den Atemwegen, *amotivationales Syndrom, kognitive Einschränkungen,* Risiko für *Entwicklung von Schizophrenie).*

Halluzinogene: Einteilung (klassische H. [LSD, Meskalin, Psilocybin, DMT und Ayahuasca], Amphetaminabkömmlinge [u. a. MDMA = Ecstasy], Anticholinergika [Atropin und Scopolamin in Engelstrompete, Stechapfel, Tollkirsche], psychedelische Narkosemittel (Dissoziativa) [PCP = Phencyclidin = Engelsstaub = angel dust, Ketamin bzw. Esketamin]) – unmittelbare *psychische Wirkungen* (Euphorisierung, Antriebssteigerung, *halluzinogene, psychedelische* und *entaktogene* Effekte, Induktion psychotischer Reaktionen) – *körperliche Effekte* (Sympathikusaktivierung, Elektrolytstörungen mit schweren Konsequenzen, speziell bei Ecstasy) – Toleranz und Entzugssymptomatik, Folgen von *schädlichem Gebrauch* (Schäden serotonerger Nervenendigungen, kognitive Einschränkungen, diverse psychiatrische Symptome).

Inhalantien (flüchtige Lösungsmittel = Schnüffelstoffe, Treibgase, z. B. in Sprays oder Feuerzeugen, Inhalationsnarkotika, z. B. Lachgas, flüchtige Nitritverbindungen [„Poppers"]); Kenntnis der unmittelbaren und langfristigen Schäden.

9.2 Fragen

Einfachauswahlaufgaben

F9.1:	**Welche der folgenden psychotropen Substanzen passt nicht zu den übrigen?**
A)	Methadon
B)	Marihuana
C)	Heroin
D)	Codein
E)	Morphin

F9.2:	**Für welche Krankheit haben Raucher*innen vermutlich kein erhöhtes Risiko?**
A)	vaskuläre Demenz
B)	Blasenkrebs
C)	Bronchialkarzinom
D)	Parkinson-Krankheit
E)	arterielle Verschlusskrankheit

F9.3:	**Bei Konsum oder Abhängigkeit von welcher psychotropen Substanz ist nicht (oder bestenfalls äußerst selten) mit psychotischer Symptomatik zu rechnen?**
A)	Alkohol
B)	Cannabis
C)	Kokain
D)	Heroin
E)	LSD

F9.4:	**Bei Konsum welcher psychotropen Substanz findet sich eine charakteristische Miosis (Verengung der Pupillen)?**
A)	Kokain
B)	Ecstasy
C)	Methadon
D)	Nikotin
E)	Marihuana

Mehrfachauswahlaufgaben

F9.5:	**(Ausgeprägterer) Konsum welcher Substanz und welche Begleit- oder Folgesymptomatik passen zusammen** *(2 Antworten)***?**
A)	Alkohol und Hepatitis C
B)	Cannabis und amotivationales Syndrom
C)	Ecstasy und Spritzenabszesse
D)	Morphin und Gewichtszunahme
E)	Kokain und Herz-Kreislauf-Krankheiten

F9.6:	**Welche Aussagen treffen zu** *(3 Antworten)***?**
A)	Crack bezeichnet eine rauchbare Form von Kokain.
B)	Nikotin wird zu den Psychostimulanzien gerechnet.
C)	Anticholinergika haben (neben gewisser psychedelischer) eine euphorisierende Wirkung und werden daher missbräuchlich eingenommen.
D)	Als bekannte psychedelische Wirkung von Cannabispräparaten gilt die veränderte Zeitwahrnehmung.
E)	Akute körperliche Nebenwirkungen von Ecstasyeinnahme sind (im Vergleich zu entsprechenden Cannabiseffekten) selten und harmlos.

F9.7:	**Wie wirken Opioide i. Allg. (wenigstens initial) nie** *(2 Antworten)***?**
A)	atemdepressorisch
B)	antiemetisch
C)	analgetisch
D)	euphorisierend
E)	appetitanregend

F9.8:	**Welche Aussagen treffen zu** *(3 Antworten)***?**
A)	Bei Absetzen von Benzodiazepinen nach längerem Konsum muss auf Ausschleichen geachtet werden.
B)	Nach Aufgeben des Rauchens zeigen viele Personen eine deutliche Gewichtsreduktion.
C)	LSD und Meskalin weisen sehr ähnliche Wirkungen auf und werden zur selben Subgruppe der Halluzinogene gerechnet.
D)	Zur Substitution bei Opioidabhängigen eignet sich der Opiatantagonist Naltrexon (z. B. Nemexin®).
E)	Die Narkosemittel Phencyclidin (PCP) und Ketamin werden als psychotrope Substanzen missbraucht.

F9.9:	**Welche Substanzen bzw. Medikamente dienen zur Substitutionstherapie** *(2 Antworten)*?
A)	Acamprosat (Campral®)
B)	Disulfiram (Antabus®)
C)	Methadon
D)	Naltrexon (z. B. Nemexin®)
E)	L-Polamidon®

F9.10:	**Welche Aussagen treffen zu** *(2 Antworten)*?
A)	Die von den Konsument*innen auf den üblichen Wegen erworbenen Ecstasy-Tabletten enthalten in der Regel ausschließlich MDMA.
B)	Der THC-Gehalt von Cannabisprodukten ist in den letzten Jahrzehnten deutlich gestiegen.
C)	Liquid Ecstasy ist eine flüssige Darreichungsform von MDMA.
D)	Konsum von Inhalantien ist in aller Regel harmlos.
E)	Das zur Behandlung von ADHS eingesetzte Methylphenidat (z. B. Ritalin®, Medikinet®, Concerta®, Equasym®) wird nicht selten als Psychostimulans missbraucht.

9.3 Antworten mit Kommentaren; ergänzende Anmerkungen

AK9.1: Richtige Antwort ist *B*

Methadon, Heroin (Diacetylmorphin), Morphin und Codein gehören zur Gruppe der Opioide; somit sind **A**, **C**, **D** und **E falsch** (passen zueinander). Marihuana ist eine Form von Cannabis, also einer anderen Substanzgruppe (s. *EA9.1.1*); daher ist **B richtig**.

EA9.1.1: Streng genommen ist Marihuana keine psychotrope Substanz, sondern bezeichnet bestimmte Teile der indischen Hanfpflanze (Cannabis sativa var. indica), welche zahlreiche psychotrope Substanzen (die Cannabinoide wie beispielsweise THC und CBD [Cannabidiol]) enthalten.

AK9.2: Richtige Antwort ist *D*

Vaskuläre Demenz und arterielle Verschlusskrankheit beruhen auf Verengungen der Arterien, welche bei Raucher*innen gehäuft vorkommen (s. *EA9.2.1*); somit sind die Antworten **A** und **E falsch**. Blasenkrebs und Bronchialkarzinom treten bei Raucher*innen gehäuft auf und sind durch die Teerstoffe (z. B. Nitrosamine, Benzpyren) im Rauch bedingt, welche teilweise über die Harnwege (Niere, Blase) ausgeschieden werden; also sind **B** und **C falsch**. Hingegen gibt es Hinweise, dass die Parkinson-Krankheit bei Raucher*innen seltener als in der Durchschnittsbevölkerung vorkommt (s. *EA9.2.2*); folglich ist Antwort **D richtig**.

EA9.2.1: Als arterielle Verschlusskrankheit bezeichnet man Verengungen der Gefäße, speziell der peripheren, z. B. im Bereich der Extremitäten. Diese Gefäßablagerungen sind wie die an den Hirngefäßen (als Grundlage der vaskulären Demenz) im Wesentlichen ein Effekt von Nikotin, welches durch Stimulation des Nebennierenmarks die Ausschüttung von Adrenalin und Noradrenalin steigert; diese Hormone erhöhen ihrerseits wiederum den Fettgehalt des Blutes.

EA9.2.2: Lange wurde sogar die Hypothese vertreten, dass bei Raucher*innen Demenz vom Alzheimer-Typ seltener vorkommt (Folge der Stimulation nikotinerger Acetylcholinrezeptoren?); dies ist mittlerweile aber sehr umstritten.

AK9.3: Richtige Antwort ist *D*

Beim Alkoholentzug kann ein delirantes Syndrom mit Realitätsverkennung und Halluzinationen (v. a. optischen und taktilen) auftreten; somit ist Antwort **A falsch**. Unter Cannabiskonsum entwickeln sich in vielen Fällen akute psychotische Symptome; auch wird diskutiert, dass Cannabismissbrauch zu chronisch psychotischer Symptomatik führen kann (s. *EA9.3.1*); daher ist **B falsch**. Kokainkonsum kann akut Wahn und Halluzinationen hervorrufen (s. *EA9.3.2*); folglich ist ist **C falsch**. Weder Konsum noch Entzug von Heroin führen zu ernsthaften Verkennungen der Realität oder Halluzinationen (s. *EA9.3.3*); somit ist **D richtig**. LSD-Konsum kann selten regelrechte Halluzinationen bedingen (s. *EA9.3.4*); jedoch werden solche Vorkommnisse beschrieben; somit ist **E falsch**.

EA9.3.1: Früher sprach man sogar von Cannabispsychosen, heute eher von einer durch Cannabiskonsum induzierten Schizophrenie. Die Existenz letzterer Störung ist nach wie vor nicht unbestritten; man argumentiert, dass sich die psychotische Symptomatik bei diesen Personen wohl ohnehin eingestellt hätte bzw. dass der Cannabiskonsum einen Versuch der Selbstheilung darstellt. Da man auf diesem Gebiet nun einmal keine Experimente durchführen kann, bleibt immer ein gewisser Interpretationsspielraum solcher nur korrelativer Daten. Unbestritten ist, dass unter schizophrenen Patient*innen der Anteil ehemaliger und weiter aktiver Cannabiskonsument*innen deutlich höher ist als in der Allgemeinbevölkerung.

EA9.3.2: Da Kokain die dopaminerge Übertragung verstärkt, sind diese Kokainpsychosen ein wichtiger Beleg für die Dopaminhypothese der Schizophrenie.

EA9.3.3: Zuweilen werden bei Opiatkonsum gewisse träumerische Zustände mit leichtem Fließen von Gedanken beschrieben; regelrechte Realitätsverkennungen oder Halluzinationen dürften aber äußerst selten sein.

EA9.3.4: Wenn Halluzinationen auftreten, sind sich die Konsument*innen in der Regel der Unnatürlichkeit dieser Eindrücke bewusst (Pseudohalluzinationen); insofern ist die Bezeichnung Halluzinogene wenig treffend und wird von vielen durch den Terminus Psychedelika (die „Seele offenbarende Substanzen") ersetzt.

AK9.4: Richtige Antwort ist *C*

Kokain stimuliert das sympathische Nervensystem, das von den Amphetaminen abgeleitete Ecstasy (MDMA = 3,4-Methylendioxy-Methamphetamin) ebenfalls; daher finden sich nach Konsum eher weite Pupillen; somit sind **A** und **B falsch**. Methadon gehört zur Gruppe der Opioide, für welche eine Pupillenverengung nach Konsum ausgesprochen charakteristisch ist (s. *EA9.4.1*); folglich ist Antwort **C richtig**. Nikotin stimuliert sowohl sympathische wie parasympathische Ganglien, womit sich die Pupilleneffekte weitgehend aufheben, also die Pupille in der Regel normal weit gestellt ist; somit ist **D falsch**. Ebenfalls keine eindeutigen Pupillenveränderungen finden sich bei Konsum von Cannabis (z. B. Marihuana); recht charakteristisch ist hier eine Rötung der Bindehaut (konjunktivale Injektion); folglich ist **E falsch**.

EA9.4.1: Die Pupillen werden als stecknadelkopfgroß beschrieben („Steckies" im Jargon); allerdings muss berücksichtigt werden, dass oft weitere Substanzen konsumiert werden (z. B. Kokain), womit sich unter Umständen die Wirkungen an den Pupillen ausgleichen.

AK9.5: Richtige Antworten sind *B* und *E*

Bei Alkoholkonsument*innen findet sich zwar häufig eine Leberentzündung; dies ist aber eine *toxische Hepatitis, keine infektiöse* (wie z. B. Hepatitis C; s. *EA9.5.1*); folglich ist **A falsch**. Das amotivationale Syndrom (Interessen- und Antriebslosigkeit) wird bei Cannabiskonsument*innen nicht selten beobachtet (s. *EA9.5.2*); somit ist **B richtig**. Ecstasy wird typischerweise in Tablettenform konsumiert; daher sind Spritzenabszesse nicht zu erwarten; also ist Antwort **C falsch**. Körperliche Wirkungen chronischen Opioidkonsums gelten als vergleichsweise gering (sofern Schäden bei Injektionen, z. B. Infektionen, vermieden werden); recht häufig wird aber Appetitlosigkeit, chronische Obstipation und Gewichtsabnahme beschrieben; somit ist **D falsch**. Da Kokain das sympathische Nervensystem stimuliert, sind ernstere Erkrankungen im Herz-Kreislauf-System als Langzeitfolge nicht selten (z. B. Herz- und Hirninfarkte, Blutungen bei Gefäßruptur, Rhythmusstörungen); folglich ist Antwort **E richtig**.

EA9.5.1: Hepatitis B und Hepatitis C werden sexuell sowie parenteral übertragen; folglich ist die Infektionsgefahr bei intravenöser Applikation von Drogen (z. B. needle sharing bei Opiatabhängigen) hoch.

EA9.5.2: Das Zusammentreffen von amotivationalem Syndrom und Cannabiskonsum wird offenbar kaum bestritten; kontrovers wird jedoch diskutiert, ob das amotivationale Syndrom tatsächlich eine regelrechte Folge des Cannabiskonsums darstellt (d. h., ohne diesen sich nicht entwickelt hätte).

AK9.6: Richtige Antworten sind ***A, C*** **und** ***D***

Das als weißes Pulver („Schnee") vorliegende Kokainhydrochlorid wird beim Rauchen zerstört. Bindet man dieses mit Backpulver (welches $NaHCO_3$ enthält), bildet sich reines Kokain; das Gemisch wird in Pfeifen geraucht und ergibt dabei einen knisternden Ton (to crack: krachen, knacken); somit ist **A richtig**. Nikotin wirkt bei müden Personen antriebssteigernd, hingegen bei agitierten beruhigend; es wird deshalb nicht den Psychostimulanzien, sondern einer eigenen Gruppe psychotroper Substanzen zugeordnet (s. *EA9.6.1*); also ist Antwort **B falsch**. Da Acetylcholin teilweise dopaminantagonistisch wirkt, können durch Anticholinergika gewisse Dopamineffekte (Wahrnehmungsveränderungen, Euphorisierung) hervorgerufen werden. Wegen letzteren Effekts werden Anticholinergika (z. B. Parkinson-Mittel wie Biperiden [z. B. Akineton®]) zuweilen missbräuchlich eingenommen bzw. von den Patient*innen gezielt verlangt oder überdosiert (s. *EA9.6.2*); folglich ist **C richtig**. Cannabis hat gewisse psychedelische Effekte, z. B. in Form intensivierter Wahrnehmung; als recht charakteristisch gelten Fehleinschätzungen der Zeit (Intervalle werden als länger angegeben, Bewegungen scheinen verlangsamt); somit ist **D richtig**. Bei Ecstasykonsum kann es (u. a. durch Wasser- und Salzverlust mit der Folge von Elektrolytstörungen) zu schweren körperlichen Nebenwirkungen kommen (Hirnödemen, Verschluss oder Ruptur von Hirngefäßen, Gerinnungsstörungen, Herzrhythmusstörungen; s. *EA9.6.3*); also ist **E falsch**.

EA9.6.1: Im ICD-10 wird nicht von Störungen durch Nikotin, sondern von Störungen durch Nikotin und Tabak gesprochen. Möglicherweise ist Nikotin nicht die einzige psychotrope Substanz im Tabakrauch; viele Schäden durch Rauchen (insbesondere die deutlich häufigeren Karzinome) sind nicht auf Nikotin, sondern auf die im Rauch enthaltenen Teerstoffe zurückzuführen.

EA9.6.2: Das u. a. bei Patient*innen unter Neuroleptikatherapie (Antipsychotikatherapie) zu Behandlung der Parkinson-Symptomatik eingesetzte Akineton® hat sogar als illegales Suchtmittel gewisse Bedeutung. Speziell ins Interesse von Kindern und Jugendlichen gerückt ist das in der Engelstrompete (Datura suaveolens aus der Familie der Nachtschattengewächse) enthaltene Anticholinergikum Scopolamin (Hyoscin). Die Blüten dieser leicht zugänglichen Zierpflanze werden meist zu einem Sud aufgegossen, der dann in großen Mengen getrunken wird. Als Effekte finden sich neben den euphorischen Zuständen Verwirrtheit und Halluzinationen, zudem weite Pupillen. Bei Überdosierung kann es zu Koma und Atemlähmung kommen. Noch gefährlicher ist der ebenfalls in gewissen

Kreisen beliebte Stechapfel, nach dessen Konsum schwere Vergiftungen beschrieben wurden.

EA9.6.3: Ecstasykonsum ist – von sehr wahrscheinlichen Spätfolgen abgesehen – auch akut also nicht risikolos. Zu berücksichtigen ist zudem, dass Ecstasypillen keineswegs nur das üblicherweise als Ecstasy bezeichnete MDMA enthalten, sondern oft noch weitere Substanzen.

AK9.7: Richtige Antworten (*keine Wirkungen* **der Opioide beschreibend) sind** *B* **und** *E*

Wenigstens initial stimulieren Opioide das Brechzentrum und wirken daher keinesfalls antiemetisch (gegen Brechreiz gerichtet); auch findet sich häufig Reduzierung des Appetits, auf keinen Fall regelrechte Steigerung; somit sind **B** und **E richtig** *(keine zu erwartenden Effekte)*. Die atemdepressorische (die Atmungsaktivität dämpfende) Wirkung der Opioide in höheren Dosen ist bekannt (s. *EA9.7.1*), ebenso die analgetische (schmerzstillende); somit sind **A** und **C falsch**. Weiter sind Opioide in der Regel euphorisierend, was die Entwicklung eines Abhängigkeitssyndroms begünstigt (s. *EA9.7.2*); somit ist **D falsch.**

EA9.7.1: Heroinabhängige sterben nicht selten durch Atemlähmung bei intravenöser Injektion („goldener Schuss"), häufig bei besonders reinem Stoff oder Toleranzverlust nach längerer Abstinenz. Zu berücksichtigen ist auch, dass Schmerzstillung durch Opioide während des Geburtsvorganges zur Atemlähmung des Neugeborenen führen kann.

EA9.7.2: Da für die euphorisierende Wirkung andere Opioidrezeptoren (wohl v. a. μ-Bindungsstellen) verantwortlich sind als für die Analgesie (vorwiegend δ- und vielleicht auch κ-Rezeptoren), versucht man als Analgetika Opioide zu synthetisieren, die speziell die letzteren Rezeptortypen anregen. Ein Substitutionsmittel bei Opioidabhängigkeit sollte hingegen insbesondere die μ-Bindungsstellen stimulieren.

AK9.8: Richtige Antworten sind *A, C* **und** *E*

Bei abruptem Entzug von Benzodiazepinen nach längerer Gabe kann es zu schweren Entzugserscheinungen mit deliranter Symptomatik sowie epileptischen Anfällen kommen; deshalb muss man (oft über einen mehrmonatigen Zeitraum) langsam die Dosis reduzieren; Aussage **A** ist folglich **richtig**. Nach Aufhören des Rauchens zeigen im Gegenteil viele eine (oft ausgesprochen unerwünschte) Gewichtszunahme; somit ist **B falsch**. Die Wirkungen des synthetischen LSD und des (meist aus dem Peyote-Kaktus gewonnenen) Meskalins sind sehr ähnlich, oft selbst von geübten Konsument*innen schwer zu unterscheiden; deswegen ordnet man beide Substanzen der Subgruppe der *klassischen Halluzinogene* zu (s. *EA9.8.1*); Antwort **C trifft daher zu**. Opioidantagonisten provozieren bei nicht abstinenten Opioidkonsument*innen die Entzugssymptomatik und sind daher nicht zur Substitutionstherapie geeignet (s. *EA9.8.2*); somit ist **D falsch**. Das (nur mehr in der Tiermedizin eingesetzte) Narkosemittel Phencyclidin sowie das auch in der Humanmedizin gebräuchliche Narkosemittel und Antidepressivum Esketamin (Spravato®) haben eine gewisse euphorisierende Wirkung, daneben psychedelische Effekte (Halluzinationen, ein dissoziativer Zustand mit dem Gefühl, dass Realität und eigenes Erleben auseinanderklaffen; s. *EA9.8.3*) und werden daher als psychotrope Substanzen missbraucht; man subsumiert sie häufig unter der Bezeichnung „psychedelische Narkosemittel" (oder Dissoziativa); somit ist **E richtig**.

EA9.8.1: Wie betont sind regelrechte Halluzinationen selten und kommen typischerweise bestenfalls bei höheren Dosierungen vor; charakteristisch sind vielmehr Veränderungen von Denken und Wahrnehmen (z. B. intensivere Farbeindrücke).

EA9.8.2: Bei Abstinent*innen scheint Naltrexon durch Blockade von Opiatrezeptoren in gewissem Maße die Gier (das „Craving") nach Opioiden zu unterdrücken, was auch therapeutisch genutzt wird. Jedoch muss mit Gewissheit Abstinenz gegeben sein, damit nicht abrupte Entzugssymptomatik auftritt; außerdem scheint ein Risiko zu bestehen, dass einige Abhängige versuchen, mit hohen Opiatdosen den Effekten von Naltrexon entgegenzuwirken.

EA9.8.3: Diese Effekte von Phencyclidin und Esketamin, die schizophrenen Symptomen gleichen, haben Anlass zur Glutamat-Hypothese der Schizophrenie gegeben: Da die Substanzen ihre Wirkung durch Blockade des NMDA-Rezeptors für Glutamat entfalten, kam man zur Vermutung, dass der schizophrenen Symptomatik eine Minderaktivität dieses NMDA-Rezeptors zugrunde liegt (s. dazu ausführlicher Köhler, 2019, S. 139f., und die dort angeführte Literatur).

AK9.9: Richtige Antworten sind *C* und *E*

Acamprosat und Naltrexon sind Anti-Craving-Mittel (Ersteres bei Alkoholabhängigkeit, Letzteres v. a. bei Opiatabhängigkeit); somit sind **A** und **D falsch**. Disulfiram ist ein Aversivmittel (s. *EA9.9.1*); also ist **B falsch**. Methadon ist ein Substitutionsmittel bei Opiatabhängigkeit, ebenso das in L-Polamidon® enthaltene Levomethadon (s. *EA9.9.2*); folglich sind **C** und **E richtig.**

EA9.9.1: Mutmaßlich hemmt Disulfiram das Acetaldehyd abbauende Enzym ALDH, sodass es schon bei Konsum kleiner Alkoholmengen zu unangenehmen körperlichen Reaktionen (z. B. Hitzegefühlen, Übelkeit) kommt.

EA9.9.2: Methadon (z. B. Methaddict®) ist ein Racemat (eine Mischung) aus dem biologisch weitgehend inaktiven D-Methadon und dem aktiven L-Methadon (Levomethadon); L-Polamidon® enthält ausschließlich Levomethadon und ist entsprechend deutlich stärker.

AK9.10: Richtige Antworten sind *B* und *E*

Ecstasy-Tabletten sollten der Theorie nach ausschließlich MDMA (Methylendioxy-Methamphetamin) enthalten, tun dies aber keineswegs immer. Im eher günstigen Fall handelt es sich um eine Mischung aus MDMA (Methylendioxy-Methamphetamin) und MDA (Methylendioxy-Amphetamin). Häufig sind jedoch ganz andere Stoffe beigemischt, etwa das billig herzustellende und psychotrop sehr wirksame Phencyclidin (PCP, Engelsstaub), welches alles andere als harmlos ist; Antwort **A** ist somit **falsch**. Durch spezielle Züchtungen ist es mittlerweile gelungen, den THC-Gehalt (s. *EA9.10.1*) von Cannabisprodukten deutlich zu erhöhen (angeblich bis auf das 20- oder sogar 30-Fache); **B** ist somit **richtig**. Liquid Ecstasy, eine zunehmend beliebte Partydroge, enthält nicht MDMA, sondern Gamma-Hydroxy-Buttersäure (GHB), dessen Effekte deutlich anders sind (eher sedierend, daher nicht ganz selten als K.-o.-Tropfen verwendet; s. auch *EA9.10.2*); somit ist **C falsch**. Konsum von Inhalanzien ist unter Kindern und Jugendlichen recht verbreitet und alles andere als harmlos. Wiederholt wurden akute Todesfälle beschrieben (etwa durch Ersticken bei Benutzung von Plastiktüten; Sauerstoffunterversorgung des Gehirns bei Benutzung von Lachgas, Unfälle als Folge unkontrollierter Reaktionen); auch sind diverse ZNS-Schäden und Erkrankungen innerer Organe nach längeren Konsumphasen gut dokumentiert; Antwort **D** ist also **falsch**. Methylphenidat, welches Kindern verschrieben wird, wird keineswegs selten von anderen Personen (Erwachsenen, zuweilen von den eigenen Eltern der Patient*innen) als Aufputschmittel missbraucht; somit ist **E richtig**.

EA9.10.1: THC (Tetrahydrocannabinol) ist die wichtigste psychotrope Substanz in Cannabisprodukten; als Maß ihrer Stärke wird daher der THC-Gehalt verwendet.

EA9.10.2: Nichts mit MDMA hat auch Herbal Ecstasy zu tun, ein schwer definierbares Kräutergemisch.

10 Genetik

10.1 Lernziele; wichtige Stichworte

Hier sind zunächst der *Aufbau des menschlichen Erbguts,* seine Anordnung in den *Chromosomen* sowie die Prozesse bei der Vermehrung von Körperzellen *(Mitose)* und bei der *Bildung von Keimzellen (Meiose)* als bekannt vorauszusetzen. In diesem Zusammenhang sollten Kenntnisse von *Meiosestörungen* und ihren Folgen, d. h. der Entstehung *numerischer* und *struktureller Chromosomenaberrationen* mit ihren Erscheinungsbildern, vorliegen.

Stichworte: Chromosomen (Aufbau, Anzahl, Unterteilung, homologe Chromosomen, Karyogramm, Karyotyp, diploider und haploider Chromosomensatz) – *Aufbau der DNA, Struktur der Gene, Phän,* Genom – *Mitose, Meiose* und ihre Störungen (Ablauf, non-disjunction, *Trisomien* und *Monosomien* [Erscheinungsbilder, Lebenserwartung, Faktoren, die ihr Entstehen begünstigen]; Beispiele: *Trisomie 21, Klinefelter-Syndrom, Ullrich-Turner-Syndrom, Triplo-X-Syndrom*).

Weiter müssen die *Regeln der Vererbung* und in diesem Zusammenhang wichtige *Erbkrankheiten* mit ihren Symptomen bekannt sein.

Stichworte: Allele, Heterozygotie und *Homozygotie – monogene* und *polygene Vererbung – rezessive* und *dominante Vererbung – autosomale* und *X-chromosomale Vererbung – monogene Erbkrankheiten* (Phenylketonurie, Mukoviszidose, Chorea Huntington, Recklinghausen-Krankheit, Hämophilie, Rot-Grün-Blindheit, Vitamin-D-resistente Rachitis).

10.2 Fragen

Einfachauswahlaufgaben

F10.1:	**Die menschlichen Körperzellen (nicht die Keimzellen) enthalten (außer im Fall numerischer Aberrationen) typischerweise:**
A)	46 Autosomen
B)	23 Paare von Autosomen
C)	22 Paare von Autosomen und ein Paar von Gonosomen
D)	20 Paare von Autosomen und 6 Gonosomen
E)	gleiche Anzahl von Autosomen und Gonosomen

F10.2:	**Wobei handelt es sich nicht um eine monogene Erbkrankheit?**
A)	Mukoviszidose
B)	Chorea Huntington (Huntington-Krankheit)
C)	Hämophilie A (Bluterkrankheit)
D)	Schizophrenie
E)	Rot-Grün-Blindheit

F10.3:	**Eine männliche Person mit Down-Syndrom ist durch welchen Karyotyp gekennzeichnet?**
A)	46,XY
B)	47,XXX
C)	47,XXY
D)	47,XY, 21+
E)	47,XY,18+

F10.4: Was ist beim Down-Syndrom am wenigsten zu erwarten?	
A)	Epikanthus
B)	übermäßig schlanke und lange („spinnenförmige“) Glieder
C)	Vierfingerfurche
D)	Herzfehler
E)	unterdurchschnittliche Körpergröße

Mehrfachauswahlaufgaben

F10.5: Für das Klinefelter-Syndrom gilt *(3 Antworten)*:	
A)	Der Karyotyp ist typischerweise 47,XXY
B)	Personen mit Klinefelter-Syndrom sind stark sexuell aktiv, sehr fruchtbar und oft extrem aggressiv.
C)	Personen mit diesem Syndrom sind männlichen Geschlechts.
D)	Das Syndrom geht auf eine Störung der Meiose zurück.
E)	Personen mit Klinefelter-Syndrom haben typischerweise unterdurchschnittliche Körpergröße.

F10.6: Für die Phenylketonurie gilt *(3 Antworten)*:	
A)	Sie wird autosomal-dominant vererbt.
B)	Ihr liegt eine Störung des Phenylalanin in Tyrosin überführenden Enzyms zugrunde.
C)	Der charakteristische Uringeruch wird durch Metaboliten von Phenylalanin (z. B. Phenylbrenztraubensäure) hervorgerufen.
D)	Phenylalaninarme Diät in den ersten Lebensjahren kann weitgehend Störungen der Hirnreifung verhindern.
E)	Die sichere Diagnose geschieht unmittelbar nach Geburt durch Nachweis von Phenylketonen mittels einer Farbreaktion im Urin (Windeltest).

F10.7: Welche Aussagen treffen nicht zu *(2 Antworten)***?**	
A)	Da die Rot-Grün-Blindheit X-chromosomal-rezessiv vererbt wird, sind Frauen etwa doppelt so häufig betroffen.
B)	Beim Ullrich-Turner-Syndrom enthält der Chromosomensatz nur ein Gonosom.
C)	Personen mit Triplo-X-Syndrom weisen ausgesprochen weibliche Züge auf („super-females").
D)	Das fragile X-Chromosom (Martin-Bell-Syndrom) wird X-chromosomal-rezessiv vererbt.
E)	Die (seltenen) X-chromosomal-dominant vererbten Krankheiten treffen häufiger Frauen.

10.3 Antworten mit Kommentaren; ergänzende Anmerkungen

AK10.1: Richtige Antwort ist *C*

Normale Körperzellen enthalten insgesamt 46 Chromosomen; diese setzen sich aus 22 Paaren homologer Chromosomen zusammen, die bei beiden Geschlechtern im Prinzip gleich sind und als Autosomen bezeichnet werden (insgesamt also 44 Autosomen; s. *EA10.1.1*); somit sind **A**, **B** und **D falsch**. Weiter existiert ein Paar Gonosomen (s. *EA10.1.2*), wobei diesbezüglich Unterschiede vorliegen: Bei der Frau gibt es ein Paar von X-Chromosomen (größenmäßig den Autosomen vergleichbar), beim Mann ein ungleiches Paar, nämlich nur ein X-Chromosom und das sehr kleine Y-Chromosom (s. *EA10.1.3*); somit ist **E falsch**. **Aussage C** beschreibt den Zustand korrekt und ist deshalb die **richtige Antwort**.

EA10.1.1: Die Beschreibung „44 Autosomen" wäre zwar korrekt, würde aber ein unvollständiges Bild liefern. Es gibt *22 Paare von homologen Autosomen;* diese jeweiligen Paare sind im Aufbau gleich, enthalten insbesondere an den gleichen Stellen Gene für dieselben Merkmale (außer im Fall, dass eines der Chromosomen unvollständig ist, z. B. durch eine fehlerhaft ablaufende Meiose), hinzu kommt das (nur bei der Frau wirklich homologe) Paar der Gonosomen. Das Besitzen eines doppelten Chromosomensatzes (von dem je einer von der Mutter und vom Vater stammt) nennt man Diploidie. Diploide Chromosomensätze sind charakteristisch für normale Körperzellen. (In manchen Körperzellen, z. B. Leberzellen, können auch mehrere diploide Chromosomensätze vorliegen [z. B.

eine Tetraploidie gegeben sein]; diese sind aber nichts anderes als Abschriften des eigentlichen einzigen Chromosomensatzes und enthalten daher keine weitere Erbinformation. Wir wollen diesen etwas verwirrenden Fall nicht weiter betrachten und die Formulierung benutzen, dass die normale Körperzelle diploid ist.)

EA10.1.2: Die Bezeichnung Gonosomen (Geschlechtschromosomen) ist missverständlich. Ihr Vorliegen unterscheidet zwar Mann und Frau; jedoch liegen auf dem X-Chromosom keineswegs gehäuft Gene, die für die Ausbildung weiblicher Charakteristika verantwortlich sind. Das Gen, welches die Bildung von Gerinnungsfaktor VIII in der Leber determiniert, ist z. B. auf dem X-Chromosom gelegen; ist dieses pathologisch verändert, führt es beim Mann zur Hämophilie A = klassischer Hämophilie (X-chromosomal-rezessive Vererbung).

EA10.1.3: Hingegen wäre das Y-Chromosom nicht nur als Gonosom, sondern als richtiges Geschlechtschromosom zu bezeichnen: Auf ihm liegt das Gen für den „Testes determinierenden Faktor", jenes Protein, welches im embryonalen Organismus gebildet wird und dafür sorgt, dass sich aus der indifferenten (bei beiden Geschlechtern in den ersten Entwicklungsstadien gleichen) Urgonade (Gonadenanlage) die Hoden entwickeln (welche ihrerseits nun die Entwicklung weiblicher Merkmale unterdrücken und die Ausbildung männlicher fördern).

AK10.2: Richtige Antwort ist *D*

Monogene Erbkrankheiten sind solche, wo Veränderung auf einem *einzigen Gen* die Krankheit hervorrufen kann (s. *EA10.2.1*); dazu gehören die autosomal-rezessiv vererbte Mukoviszidose, die autosomal-dominant weitergegebene Huntington-Krankheit, die X-chromosomal-rezessiv vererbten Krankheiten Hämophilie A (s. *EA10.2.2*) und Rot-Grün-Blindheit; folglich sind die Antworten **A**, **B**, **C**, und **E falsch**. Schizophrenie hat zweifellos eine erbliche Komponente (s. *EA10.2.3*), ist aber sicher keine monogene Erbkrankheit (sonst müsste sie einen ziemlich einfachen Erbgang aufweisen); man nimmt an, dass die Schizophrenie (genauer: die Disposition zur Entwicklung einer Schizophrenie) von mehreren Genen determiniert ist (einen *polygenen Erbgang* aufweist); somit ist **D richtig** (gefragt war, was *nicht* monogene Erbkrankheit ist).

EA10.2.1: Bekanntlich liegen die Autosomen im Zellkern paarweise vor (zwei homologe Chromosomen); entsprechend ist jedes auf Autosomen lokalisierte Gen in zwei Varianten (Allelen) vorhanden. Bei autosomal-rezessiven Erkrankungen kommt es zum Ausbruch nur dann, wenn beide Allele pathologisch verändert sind (die Person diesbezüglich homozygot ist); auch dann könnte aber die Penetranz gering sein, die pathologische Genkonstellation (Allelkonstellation) also nicht automatisch Krankheit bedingen. Ist lediglich ein Allel verändert, ist die Person nur *Konduktor*in,* ohne selbst zu erkranken (oder bestenfalls sehr milde). Bei autosomal-dominant vererbten Krankheiten erkrankt eine Person auch dann, wenn nur eines der Allele die pathologische Variante aufweist (Heterozygotie).

EA10.2.2: Bei Hämophilie A kann Gerinnungsfaktor VIII in der Leber nicht gebildet werden, womit die Gerinnungskaskade nicht abläuft und die Betroffenen nach kleinsten Verletzungen leicht bluten (das war zum Beispiel bei einigen Nachfahren der Queen Victoria der Fall, u. a. beim Sohn des letzten russischen Zaren); die Behandlung besteht heute in der Zufuhr von Faktor VIII. Die seltenere Hämophilie B wird ebenfalls X-chromosomal-rezessiv vererbt und ist durch Fehlen von Faktor IX charakterisiert.

EA10.2.3: Dies genügt aber nicht, um die Verbreitung der Störung zu erklären; hinzukommen exogene Faktoren (etwa Infektionen im Mutterleib, perinatale Schäden sowie toxische Einflüsse, u. a. sehr wahrscheinlich Cannabismissbrauch, speziell wenn bereits in jungen Jahren begonnen). Vererbt wird möglicherweise lediglich die Bereitschaft, auf die genannten Einflüsse Schizophrenie (mit den entsprechenden ZNS-Veränderungen) zu entwickeln.

AK10.3: Richtige Antwort ist *D*

46,XY ist der Karyotyp (s. *EA10.3.1*) einer männlichen Person ohne besondere Auffälligkeit im Chromosomensatz, 47,XXX der einer weiblichen Person mit Triplo-X-Syndrom, 47,XXY einer männlichen Person mit Klinefelter-Syndrom; somit sind **A**, **B** und **C falsch**. Eine Person mit Down-Syndrom weist eine Trisomie 21 auf, d. h., Autosom 21 ist dreifach vorhanden; ist die Person männlichen Geschlechts, so ist der Karyotyp 47,XY,21+; folglich ist Antwort **D richtig**. 47,XY,18+ kennzeichnet eine männliche Person mit Trisomie 18, also mit Edwards-Syndrom (s. *EA10.3.2*); somit ist **E falsch**.

EA10.3.1: Die Darstellung der Chromosomen des Kerns durch spezielle Färbetechniken heißt Karyogramm; die Angabe der im Karyogramm gefundenen Chromosomenkonstellation ist der Karyotyp der untersuchten Person, wobei die erste Zahl die Gesamtzahl der Chromosomen angibt, danach die einzelnen Gonosomen aufgeführt sind, sodann bei einer autosomalen Trisomie das überzählige Chromosom spezifiziert wird.

EA10.3.2: Von den autosomalen Trisomien sind nur Trisomie 13 (Pätau-Syndrom), Trisomie 18 (Edwards-Syndrom) und Trisomie 21 (Down-Syndrom) überhaupt lebensfähig. Embryonen mit anderen Trisomien sterben früh im Mutterleib ab. Kinder mit Pätau- und Edwards-Syndrom weisen deutliche Missbildungen im Schädelbereich und Fehlentwicklungen des Gehirns auf; sie leben in der Regel bestenfalls wenige Monate.

AK10.4: Richtige Antwort (was *nicht zu erwarten* ist) ist *B*

Der Epikanthus, die Mongolenfalte (s. *EA10.4.1*), ist ebenso wie Vierfingerfurche (s. *EA10.4.2*) sowie unterdurchschnittliche Körpergröße mehr oder weniger obligat beim Down-Syndrom; somit sind **A**, **C** und **E falsch** *(sind zu erwarten)*. Herzfehler weisen immerhin etwa 40 % der Betroffenen auf; somit ist **D falsch**. Hingegen sind die Glieder von Personen mit Down-Syndrom kurz und plump; folglich ist **B richtig** (spinnenförmige Glieder sind *nicht zu erwarten*).

EA10.4.1: An der Augeninnenseite sieht man normalerweise gut den Carunculus lacrimalis, das „Tränenwärzchen". Dieses ist bei Personen mit Down-Syndrom weitgehend durch eine Hautfalte verdeckt (Epikanthus), die Ober- und Unterlid verbindet.

EA10.4.2: Hier handelt es sich um eine breite Hautfurche, die sich von unterhalb des Zeigefingers bis unterhalb des Kleinfingers (also über vier Finger) durchgehend auf der Handfläche erstreckt (ähnlich an der Fußsohle). Sie ist beim Neugeborenen als Zeichen eines Down-Syndroms am leichtesten zu erkennen. Charakteristisch ist auch eine tiefe Nackenfurche.

AK10.5: Richtige Antworten sind *A, C* und *D*

Das Klinefelter-Syndrom geht auf eine Störung der Meiose zurück (non-disjunction, also fehlende Trennung homologer Chromosomen); der Karyotyp ist meistens 47,XXY (s. *EA10.5.1*), die Personen sind männlichen Geschlechts; **A**, **C** und **D** sind somit **richtig**. Häufig sind die Betroffenen hochwüchsig, wobei der Hoden deutlich unterentwickelt ist (mit der Folge von mangelnder Testosteronbildung [typischerweise generelle oder sehr früh einsetzende Einschränkung von Libido und Potenz] und Sterilität; s. *EA10.5.2*); somit sind **B** und **E falsch**.

EA10.5.1: Seltener haben Personen mit Klinefelter-Syndrom einen anderen Karyotypus, z. B. 48,XXXY oder 49,XXXXY; in jedem Fall liegen aber neben einem Y-Chromosom mindestens zwei X-Chromosomen vor.

EA10.5.2: Übermäßige Aggressivität wird beim Klinefelter-Syndrom nicht beschrieben, wird aber bei Personen mit Karyotyp 47,XYY zumindest diskutiert; Letztere sind in der Regel ausgesprochen hochwüchsig und sollen (nicht unbestritten) häufig zu Gewalttätigkeit neigen. Der Testosteron-Spiegel liegt typischerweise im Normbereich, die Betroffenen sind i. Allg. fruchtbar und in ihrem Sexualleben nicht besonders auffällig.

AK10.6: Richtige Antworten sind *B, C* und *D*

Die Phenylketonurie wird autosomal-rezessiv vererbt; somit ist **A falsch**. Ihr liegt ein Defekt des Enzyms Phenylalaninhydroxylase zugrunde, welches die Aminosäure Phenylalanin in die Aminosäure Tyrosin verwandelt. Daher häuft sich Phenylalanin im Blut an und es entstehen Abbauprodukte, welche sonst nicht oder in sehr viel geringeren Konzentrationen in Serum und Urin anfallen (z. B. Phenylpyruvat = Phenylbrenztraubensäure); diese Phenylketone verleihen dem Urin der betroffenen Kinder den charakteristischen („mäuseartigen Geruch"); somit sind **B** und **C richtig**. Unsicher ist der Windeltest, bei dem die Grünfärbung bei der Mischung von Eisenchlorid und Phenylbrenztraubensäure das Vorhandensein der Phenylketone anzeigt; er ist nicht mehr gebräuchlich (s. *EA10.6.1*); somit ist **E falsch**. Schränkt man die Aufnahme von Phenylalanin in den ersten Lebensjahren (bis zum achten oder besser zehnten Lebensjahr) ein, lässt sich die pathologische Entwicklung (speziell die Störungen der Hirnreifung) weitgehend aufhalten (s. *EA10.6.2*); folglich ist **D richtig**.

EA10.6.1: Mittlerweile verwendet man den Guthrie-Test, der erhöhte Phenylalaninkonzentration im Blut nachweist.

EA10.6.2: Die Pathogenese der Hirnreifungsstörung ist nicht sicher geklärt; wenig plausibel ist die Annahme, es sei bedingt durch das Fehlen des aus Phenylalanin und Tyrosin entstehenden Transmitters Dopamin. Wahrscheinlicher ist, dass die Phenylketone in andere Stoffwechselvorgänge hemmend eingreifen. Im Übrigen muss eine Frau mit Phenylketonurie in der Schwangerschaft noch einmal phenylalaninarme Diät halten, da die sonst in den fetalen Kreislauf übertretenden Phenylketone die Reifungsprozesse des sich entwickelnden Kindes stören würden: da man bekanntlich nicht immer sofort eine Schwangerschaft bemerkt, sollten die Diätmaßnahmen schon vor der Zeugung einsetzen.

AK10.7: Richtige Antworten (*nicht zutreffende* Aussagen) sind *A* und *C*

Da Frauen ein zweites X-Chromosom aufweisen, sind sie in aller Regel bezüglich des pathologisch veränderten Gens für Rot-Grün-Sehen heterozygot und (da nur bei Homozygotie bzw. Hemizygotie die Krankheit auftritt; s. *EA10.7.1*) dann fast immer gesund (wenn auch Konduktorinnen); somit ist **A richtig** (ist *nicht zutreffende Aussage*). Das Ullrich-Turner-Syndrom ist gekennzeichnet durch den Karyotyp 45,X0; es fehlt also ein zweites Gonosom; daher ist **B falsch** *(keine* gesuchte *nicht zutreffende Aussage)*. Personen mit Triplo-X-Syndrom (Trisomie X, Karyotyp 47,XXX) sind in aller Regel wenig auffällige Frauen (s. *EA10.7.2*); somit ist **C richtig** (eine der beiden gesuchten *nicht zutreffenden Aussagen*). Das Martin-Bell-Syndrom hat als Grundlage eine wiederholte identische Basenabfolge auf einem X-Chromosom (s. *EA10.7.3*) und wird deshalb X-chromosomal vererbt (und zwar rezessiv); folglich ist **D** eine **falsche Antwort** (weil *zutreffende Aussage*). Da Frauen zwei X-Chromosomen besitzen, ist für sie die Wahrscheinlichkeit, an einer X-chromosomal-dominant vererbten Krankheit zu leiden, *größer* (es genügt ja, dass die pathologische Genvariante auf *einem* der Chromosomen sitzt; s. *EA10.7.4*); somit ist **E falsch** *(zutreffende Aussage*, damit *nicht als Antwort gesucht)*.

EA10.7.1: Da Männer bekanntlich kein zweites X-Chromosom haben und auf dem kleinen Y-Chromosom kein passendes gesundes Allel zu finden ist, nennt man sie diesbezüglich hemizygot. Die Zellen können hier ihre Informationen über die Enzymsynthese nur von der defekten Genvariante erhalten.

EA10.7.2: Die Bezeichnung „super female" ist daher ausgesprochen irreführend; häufig wird die Chromosomenaberration zufällig entdeckt. Nicht selten finden sich unterentwickelte Genitalien, Zyklusunregelmäßigkeiten und vorzeitige Menopause (Aufhören der Regel), was eher in Richtung einer „verminderten körperlichen Weiblichkeit" deuten würde.

EA10.7.3: Charakteristisch ist hier das auf dem X-Chromosom lokalisierte FMR1-Gen, bei dem das Basentriplett Cytosin-Cytosin-Guanin vielfach hintereinander auftritt (je häufiger diese Wiederholung ist, desto brüchiger an dieser Stelle das X-Chromosom und desto ausgeprägter die Symptomatik). Betroffen sind ausschließlich Knaben, die u. a. durch Hochwüchsigkeit, Übergröße von Gesichtsknochen, erhebliche Vergrößerung der Hoden, Hyperaktivität und häufig Intelligenzminderung auffallen. Da das FMR1-Gen für die Ausbildung gewisser synaptischer Strukturen verantwortlich ist, ist die Beeinträchtigung der Hirnreifung verständlich.

EA10.7.4: Sind Männer erkrankt, ist allerdings die Symptomatik in der Regel ausgeprägter, weil kein gesundes Allel auf einem zweiten X-Chromosom vorhanden ist. Die wohl wichtigste dieser X-chromosomal-dominant vererbten Erkrankungen ist die Vitamin-D-resistente Rachitis.

11 Körperliche und geistige Behinderungen; psychische Störungen im Kindesalter

11.1 Lernziele; wichtige Stichworte

Hier müssen zunächst wichtige *körperliche Behinderungen* und *Formen von Intelligenzminderung* mit ihren Symptomen und Ursachen als bekannt vorausgesetzt werden können; dabei sollte die Unterscheidung zwischen *prä-, peri-* und *postnatalen Ursachen* vertraut sein und sollten über die *wichtigsten Ursachen* elementare Kenntnisse vorliegen.

Stichworte: monogene Erbkrankheiten (Phenylketonurie, fragiles X [Erbgang, Symptomatik]) – *polygene Erbkrankheiten* (Lippen-Kiefer-Gaumen-Spalte, Klumpfuß, angeborene Hüftluxation) – *Chromosomenaberrationen* (Trisomien 13, 18 und 21; Cri-du-Chat-Syndrom; Ullrich-Turner-Syndrom, Klinefelter-Syndrom [Karyotyp, Symptomatik, Lebenserwartung, Intelligenzstatus]) – *intrauterine Infektionen* (*Rötelnembryopathie;* Infektionen mit HIV, Toxoplasmoseerreger, Zytomegalievirus) – *toxische Schäden im Mutterleib* (*Alkohol-* und *Kokainembryopathie*, Contergan-Syndrom, Keimschädigung durch Zytostatika und energiereiche Strahlen) – *mütterliche Krankheiten mit Auswirkung auf die fetale Entwicklung* (Phenylketonurie, *Hypothyreose,* Diabetes mellitus) – ätiologisch unklare *angeborene Missbildungen* (Spina bifida, Meningomyelozele, Hydrocephalus) – *serologische Unverträglichkeiten* (*Rhesus-Inkompatibilität,* Inkompatibilität im AB0-System [Zustandekommen, Risikofaktoren, diagnostische und therapeutische Möglichkeiten]), *physiologischer Neugeborenenikterus* versus *Kernikterus* – *Schäden* während des *Geburtsvorgangs* (z. B. Hypoxie, insbesondere in ihrer Bedeutung als Ursache für die spastische *Zerebralparese*) – *postnatale Infektionen* (Meningitis, Encephalitis), *traumatische Schäden* – *endokrine Störungen* (Hypothyreose, hypophysärer Minderwuchs, Riesenwuchs, Akromegalie).

Weiter sollen *Symptome,* vermutete *biologische Grundlagen* und *biologische Behandlung* von *frühkindlichem Autismus* und *Aufmerksamkeitsdefizit-Hyperaktivitäts-Störung* bekannt sein.

Stichworte: Frühkindlicher Autismus (Kanner'sches Autismus-Syndrom): Symptome, Geschlechtsverteilung, familiäre Häufung, Verkleinerungen des Zerebellums, Intelligenzdefizite, neurologische Auffälligkeiten, fragiles X-Syndrom als vielleicht wichtigste Ursache – *Aufmerksamkeitsdefizit-Hyperaktivitäts-Störung* (Symptome, Verlauf, Therapie mit Psychostimulanzien) – *Asperger-Syndrom.*

11.2 Fragen

Einfachauswahlaufgaben

F11.1: Welche Aussage trifft nicht zu?	
A)	Das fragile X-Syndrom wird rezessiv vererbt.
B)	Bei Hypothyreose der Schwangeren kann es zu Entwicklungsstörungen des Kindes kommen.
C)	Spina bifida ist in der Regel Folge einer intrauterinen Infektion.
D)	Missbildungen, v. a. verkürzte Arme, sind nicht selten auf Einnahme des Schlafmittels Thalidomid (Contergan) durch Schwangere zurückzuführen.
E)	Die Alkoholembryopathie ist u. a. durch Missbildungen im Schädel-Gesichts-Bereich charakterisiert.

F11.2: Was spielt als Ursache für Missbildungen oder Behinderungen im frühen Kindesalter (bzw. bei Neugeborenen) keine Rolle?	
A)	Erkrankung der Schwangeren an Röteln
B)	Meningitis in den ersten Lebensmonaten
C)	Bilirubinenzephalopathie (Kernikterus)
D)	Vorliegen eines Ullrich-Turner-Syndroms bei der Mutter
E)	Behandlung der Schwangeren mit energiereichen Strahlen

F11.3: Von einer leichten Intelligenzminderung spricht man bei IQ-Werten zwischen:	
A)	70 und 90
B)	50 und 69
C)	35 und 49
D)	20 und 34
E)	unter 20

F11.4: Was ist als Ursache mittelgradiger bis schwerer Intelligenzminderung am wenigsten wahrscheinlich?	
A)	gonosomale Trisomien
B)	intrauterine Infektion mit dem Zytomegalievirus
C)	intrauterine Infektion mit dem Erreger der Toxoplasmose
D)	Deletion am p-Arm von Chromosom 5
E)	perinatale Hypoxie

Mehrfachauswahlaufgaben

F11.5: Welche der folgenden Aussagen gelten *(3 Antworten)*?	
A)	Besitzt die Mutter den Rhesusfaktor nicht (ist sie Rh-negativ) und ist das Kind Rh-positiv, kann es zur serologischen Unverträglichkeiten mit schwerer Schädigung des Neugeborenen kommen.
B)	Rötelnembryopathie kann zur Beeinträchtigung des Seh- und Hörvermögens des Kindes führen.
C)	Lippen-Kiefer-Gaumen-Spalte ist eine monogene Erbkrankheit und wird autosomal-dominant vererbt.
D)	Beim hypophysären Minderwuchs sind die Proportionen der Körperteile gegenüber Normalwüchsigen verändert.
E)	Bei der Achondroplasie liegt ein unproportionierter Minderwuchs vor.

F11.6: Welche Aussagen über den frühkindlichen Autismus treffen zu *(3 Antworten)***?**	
A)	Er ist bei Mädchen deutlich häufiger als bei Knaben.
B)	Das Intelligenzniveau ist in aller Regel normal.
C)	Er tritt familiär gehäuft auf.
D)	Als eine von mehreren Ursachen wird Vorliegen eines fragilen X-Chromosoms diskutiert.
E)	Häufig sind morphologische oder funktionelle Veränderungen zerebraler Strukturen nachzuweisen.

F11.7: Welche Aussagen treffen zu *(3 Antworten)***?**	
A)	ADHS ist deutlich häufiger bei Knaben zu finden.
B)	ADHS im Kindesalter wird typischerweise mit Dopaminantagonisten behandelt.
C)	ADHS verschwindet in aller Regel nach dem Kindesalter.
D)	Hüftgelenksluxationen aufgrund einer angeborenen Hüftgelenksdysplasie können bei rechtzeitiger orthopädischer Behandlung ohne wesentliche Folgen für die Entwicklung der Knochen und Muskeln des Beines bleiben.
E)	Die infantile Zerebralparese ist häufig durch eine spastische Parese (mit spezieller Schwäche der Fußheber) charakterisiert.

11.3 Antworten mit Kommentaren; ergänzende Anmerkungen

AK11.1: Richtige Antwort (die einzige *nicht zutreffende* Aussage) ist *C*

Beim fragilen X-Syndrom (Marker X-Syndrom, Martin-Bell-Syndrom) ist auf dem X-Chromosom ein Gen verändert, was zu körperlichen Auffälligkeiten, Verhaltensstörungen und häufig zu Intelligenzminderung führt (s. auch *AK7.10*); die Krankheit wird rezessiv vererbt; also ist **A falsch** *(keine nicht zutreffende Aussage)*. Produziert eine Schwangere zu wenig Schilddrüsenhormone, kommt es zu Störungen der ZNS-Entwicklung des Fetus und weiteren körperlichen Veränderungen (Kretinismus; s. *EA11.1.1*); somit ist **B falsch** *(Aussage zutreffend)*. Die Ursache der Spina bifida ist weitgehend unbekannt (s. *EA11.1.2*); intrauterine Infektionen spielen möglicherweise eine gewisse, aber ziemlich sicher keine wesentliche Rolle in der Ätiologie; somit ist **C richtig** *(Aussage trifft nicht zu)*. Einnahme des Schlafmittels Contergan mit dem Inhaltsstoff Thalidomid (welches von 1958 bis 1963 im Handel war) durch Schwangere hat mit großer Häufigkeit zum Contergan-Syndrom (Thalidomid-Embryopathie) geführt, wobei eine Missbildung der oberen Extremitäten (stark verkürzte Arme) das häufigste und auffälligste Symptom ist (s. *EA11.1.3*); somit ist **D falsch** (weil *Aussage zutrifft*). Die Alkoholembryopathie (fetales Alkoholsyndrom) ist die häufigste toxische Schädigung des werdenden Kindes und u. a. durch Fehlbildungen im Bereich von Gesicht und Schädel charakterisiert (s. *EA11.1.4*); somit ist **E falsch** *(Aussage zutreffend)*.

EA11.1.1: Kretinismus bezeichnet allgemein eine Fehlentwicklung des Kindes durch Mangel an Schilddrüsenhormonen; das kann schon im Mutterleib einsetzen, indem entweder die Mutter zu wenige Schilddrüsenhormone produziert oder aufgrund von Jodmangel das Kind selbst diese Synthese nicht leisten kann. Ebenso kann aber die Schilddrüse des Neugeborenen unzureichend angelegt sein. Neben den erwähnten Störungen der ZNS-Reifung mit Intelligenzdefiziten finden sich Veränderungen u. a. im Skelett und an diversen Organen (z. B. dicke Zunge, trockene Haut). Heute gibt es in Deutschland ein routinemäßiges Hypothyreose-Screening des Neugeborenen; gegebenenfalls ist eine Substitution mit Schilddrüsenhormonen durchzuführen, wobei (abhängig von der Ursache) viele der genannten Schäden irreversibel sind.

EA11.1.2: Als Spina bifida bezeichnet man eine Spaltbildung in einem begrenzten Bereich der Wirbelsäule (meist lumbal oder sakral), die häufig mit unvollständiger Entwicklung des Rückenmarks einhergeht; dabei können die Rückenmarkhäute (Meningozele) oder Teile des Rückenmarks inklusive der Häute (Meningomyelozele) aus dem Wirbelkanal hervortreten (oft sichtbar als Vorwölbung im Rückenbereich). Die Ursachen sind vielfältig, meistens aber unbekannt. Mittlerweile ist recht wahrscheinlich, dass Folsäure-Mangel der Schwangeren hierbei eine bedeutende Rolle spielt, sodass eine entsprechende Substitution Sinn macht. Diagnostik gelingt teilweise bereits vorgeburtlich, da das sogenannte Alphafetoprotein aus dem nicht vollständig zu einem geschlossenen Rohr umgeformten Rückenmark in das Fruchtwasser übertritt und die Serumkonzentration dieses Parameters bei der Schwangeren erhöht.

EA11.1.3: Die geschilderten Auffälligkeiten sind nicht immer die einzigen beim Contergan-Syndrom; in manchen Fällen fehlen das äußere Ohr und der Gehörgang, nicht beeinträchtigt dabei ist die Intelligenz.

EA11.1.4: Das fetale Alkohol-Syndrom ist mit einer Häufigkeit von etwa 1 bis 3 auf 1000 Neugeborene verbreiteter als das wesentlich bekanntere Down-Syndrom (etwa 1 auf 600 Neugeborene). Auch bei Konsum anderer psychotroper Substanzen während der Schwangerschaft ist mit Schädigungen des Fetus zu rechnen, wobei insbesondere die Kokain-Embryopathie als gravierend angesehen wird (häufig Herzfehler).

AK11.2: Richtige Antwort (*keine Ursache* für Missbildungen oder Behinderungen) ist *D*

Frauen mit Ullrich-Turner-Syndrom (Monosomie des X-Chromosoms) sind unfruchtbar; deshalb ist Antwort **D richtig** *(spielt als Ursache keine Rolle)*. Infektion der Schwangeren mit Röteln, speziell in den ersten drei Monaten der Schwangerschaft, hat häufig Schädigung des werdenden Kindes zur Folge (Röteln-Embryopathie, Embryopathia rubeolosa), die u. a. Sinnesorgane und ZNS betrifft (s. *EA11.2.1*); somit ist **A falsch** *(spielt eine Rolle)*. Ebenso kann Meningitis (Hirnhautentzündung) im frühen Kindesalter bleibende Schäden hinterlassen; folglich ist **B falsch**. Erhöhte oder übermäßig lang anhaltende Erhöhung des Bilirubinspiegels in den ersten Lebenswochen kann irreversible ZNS-Schäden bedingen (s. *EA11.2.2*); somit ist **C falsch**. Therapeutische Bestrahlung der Schwangeren (zur Zerstörung eines Tumors), speziell in den ersten Monaten, wirkt nicht selten keimschädigend (s. *EA11.2.3*); also ist Antwort **E falsch** *(spielt* eine *gewisse Rolle als Ursache)*.

EA11.2.1: Die meisten Frauen haben (oft unbemerkt) Immunität gegen Rötelnviren erworben, sodass eine weitere Exposition folgenlos bleibt; ist dies nicht der Fall (durch den Titer von Antikörpern im Serum festzustellen), sollte *vor* der Schwangerschaft gegen Röteln geimpft werden (*nicht während* der Schwangerschaft). Nicht immunisierte Schwangere können nur möglichst gewissenhaft darauf achten, sich nicht zu exponieren.

EA11.2.2: Da beim Neugeborenen zunächst die Konjugierung von Bilirubin mit Glucuronsäure in der Leber nur unvollständig gelingt, findet sich erhöhte Bilirubinkonzentration im Blut (physiologischer Neugeborenenikterus), was i. Allg. harmlos ist. Erst wenn dieser Ikterus (Gelbsucht) zu lange anhält (über eine Woche) oder zu stark ist, kann es zu Hirnschäden, speziell im Bereich der Basalganglien (Kernen, d. h. Ansammlungen von Neuronenkörpern in der Tiefe des Endhirns), kommen (sogenannter Kernikterus). Ursachen für einen schweren Ikterus sind zum einen der Morbus haemolyticus neonatorum (z. B. bei Rhesus-Inkompatibilität) mit starker Zerstörung der Erythrozyten und Freiwerden großer Bilirubinmengen, zum anderen Störungen der Bilirubinausscheidung des Kindes (z. B. bei Frühgeburt, durch Einnahme bestimmter Medikamente während der Schwangerschaft, durch Hepatitis oder Behinderungen des Galleabflusses). Schwerer Ikterus ist eine Indikation für Blutaustausch; sonst genügt oft Bestrahlung mit Licht.

EA11.2.3: Dass die Strahlendosis bei einer einmaligen, in manchen Fällen zur Diagnose notwendigen Röntgenaufnahme eine nennenswerte teratogene (keimschädigende) Wirkung hat, gilt als eher unwahrscheinlich. Klar ist aber, dass man, insbesondere in den ersten Schwangerschaftsmonaten, mit Röntgenuntersuchungen sehr zurückhaltend sein sollte.

AK11.3: Richtige Antwort ist *B*

IQ-Werte zwischen 70 und 90 werden noch als Varianten des Normalen angesehen, somit ist **A falsch**. Bei leichter Intelligenzminderung (früher als „Debilität“ oder leichter Schwachsinn bezeichnet) liegen die IQ-Werte zwischen 50 und 69 (s. *EA11.3.1*); somit ist **B** demnach **richtig**. Bei IQ-Werten von 35 bis 49 spricht man von mittelgradiger Intelligenzminderung (früher: „Imbezillität“), von 20 bis 34 von schwerer, bei unter 20 von schwerster Intelligenzminderung (früher „Idiotie“; s. *EA11.3.2*); somit sind **C**, **D** und **E falsch**.

EA11.3.1: Kinder mit leichter Intelligenzminderung lernen Sprache, wenn auch eingeschränkt und verzögert, können sich meist allein versorgen (z. B. sich anziehen, ohne Hilfe essen) und lassen sich später für einfache Aufgaben anlernen.

EA11.3.2: Je schwerer die Intelligenzminderung, desto häufiger sind weitere Symptome zu finden, z. B. neurologischer Art (etwa Epilepsien). Personen mit schwerster Intelligenzminderung sind in der Regel immobil und verstehen so gut wie keine einfachen Aufforderungen; häufig liegen mehr oder weniger starke Einschränkungen der Motorik und der Sinnesfunktionen vor.

AK11.4: Richtige Antwort (als Ursache am *wenigsten wahrscheinlich*) ist *A*

Gonosomale Trisomien sind bei Frauen das Triplo-X-Syndrom = Trisomie XXX (Karyotyp 47,XXX), bei Männern das Klinefelter-Syndrom (Karyotyp 47,XXY) oder ein überzähliges Y-Chromosom (Karyotyp 47,XYY); zuweilen werden dabei leichte kognitive Einschränkungen beschrieben (nicht unumstritten), die jedoch keineswegs den Charakter einer mittelgradigen oder schweren Intelligenzminderung haben; somit ist **A richtig** *(am wenigsten als Ursache wahrscheinlich)*. Intrauterine Infektion mit dem Zytomegalievirus oder dem Erreger der Toxoplasmose können (aber müssen nicht) zu schweren ZNS-Schäden mit deutlicher Intelligenzminderung führen; somit sind **B** und **C falsch** (*wahrscheinlicher* als **A**). Bei Deletion am p-Arm (dem kurzen Arm) von Chromosom 5 findet sich das Cri-du-Chat-Syndrom (Katzenschrei-Syndrom) mit hohen, schrillen Tönen, v. a. in den ersten Lebensmonaten, Mikrozephalie (Verkleinerung des Schädelumfangs mit Auswirkungen auf das Hirnwachstum), Fehlbildungen innerer Organe und deutlicher Intelligenzminderung (s. *E11.4.1*); daher ist **D falsch**. Perinatale Hypoxie, also Sauerstoffmangel im Rahmen des Geburtsvorgangs, z. B. bei Komplikationen, ist keineswegs selten Ursache schwererer Intelligenzminderungen; folglich ist Antwort **E falsch**.

EA11.4.1: Es handelt sich hier um eine strukturelle Chromosomenaberration mit schwerwiegenderen Folgen. (Viele dieser strukturellen Aberrationen, also Fehlen von Chromosomenstücken, machen sich kaum bemerkbar.) Trotz der schweren Defekte erreichen viele der Betroffenen das Erwachsenenalter. Mit einer Häufigkeit von etwa 1 : 50 000 handelt es sich um eine seltene Krankheit.

AK11.5: Richtige Antworten sind *A, B* und *E*

Ist das Kind Rh-positiv, die Mutter Rh-negativ, kann sie Antikörper besitzen, die mit Rh-positivem Blut reagieren, eine Hämolyse verursachen und in diesem Rahmen zum Kernikterus führen (s. *EA11.5.1*); somit ist **A richtig**. Infektion des Fetus mit Röteln kann nicht nur Intelligenzminderung bedingen, sondern auch Schädigungen von Auge und Innenohr (Embryopathia rubeolosa); folglich ist Antwort **B richtig**. Die Lippen-Kiefer-Gaumen-Spalte kommt zwar familiär gehäuft vor, ist aber wahrscheinlich polygen vererbt. Wäre sie eine monogene, autosomal-dominant vererbte Krankheit, müsste (durchschnittlich) die Hälfte der Kinder betroffener Personen die Anomalie ebenfalls aufweisen, was aber nicht der Fall ist; Antwort **C** ist deshalb **falsch**. Der hypophysäre Minderwuchs ist ein proportionierter Minderwuchs im Gegensatz zum unproportionierten Minderwuchs bei Achondroplasie (s. *EA11.5.2*); somit ist **D falsch**, **E** hingegen **richtig**.

EA11.5.1: Diese Antikörper bildet die Mutter bei Kontakt mit Rh-positivem Blut, was im Rahmen des Geburtsvorgangs passieren kann. (Vor der Geburt sind der Kreislauf von Mutter und Fetus normalerweise getrennt.) Da die Antikörperbildung gewisse Zeit in Anspruch nimmt, wird das Kind in der Regel nicht geschädigt. Kompliziert wird es beim nächsten Rh-positiven Fetus, denn mittlerweile sind mütterliche Antikörper vorhanden, die entweder beim Geburtsvorgang auf das Kind übergehen und zur Hämolyse führen (Morbus haemolyticus neonatorum) oder die Plazentaschranke passieren und schon beim Fetus schwere Reaktionen bedingen, oft mit Todesfolge (Morbus haemolyticus fetalis; fetale Erythroblastose). Neben der Inkompatibilität im Rhesus-System gibt es Inkompatibilitäten im AB0-Blutgruppensystem, wo es schon beim ersten Kind zu Reaktionen kommen kann (da hier Antikörper auch ohne vorherigen Kontakt vorliegen); meist kommt es – anders als bei der Rhesus-Inkompatibilität – jedoch nicht zum Morbus haemolyticus fetalis, sondern zum Morbus haemolyticus neonatorum.

EA11.5.2: Der hypophysäre Minderwuchs ist durch einen Mangel von STH (Wachstumshormon) bei unzureichender Synthese in der Adenohypophyse bedingt; hier muss das Hormon ersetzt werden – was im Übrigen eine ausgesprochen teure Behandlung darstellt. Diese Form des Minderwuchses ist *proportioniert,* d. h., betrifft alle Körperteile in gleichem Maße. Bei der Achondroplasie (Chondrodystrophie), einer autosomal-dominant vererbten Krankheit, ist die Knorpelbildung beeinträchtigt (griech. chondron = Knorpel), sodass alle jene Körperteile im Wachstum zurückbleiben, bei denen sich der Knochen aus knorpeligen Vorstufen herausbildet (Extremitäten, untere Schädelpartie); hingegen ist das Wachstum von Rumpf und Hirnschale wenig beeinträchtigt; Folge ist eine mehr oder weniger starke Dysproportionalität, auch im Gesicht.

AK11.6: Richtige Antworten sind *C, D* und *E*

Frühkindlicher Autismus betrifft wesentlich häufiger Knaben (etwa viermal so häufig); somit ist **A falsch**. Die lange vertretene Ansicht, die Intelligenz der betroffenen Kinder sei normal, ist mittlerweile nicht mehr zu halten (s. *EA11.6.1*); speziell scheinen sprachliche Fähigkeiten beeinträchtigt; also ist Antwort **B falsch**. Unstrittig ist die familiäre Häufung der Störung; somit ist **C richtig**. Es gibt offenbar keine einheitliche Ursache des frühkindlichen Autismus; eine nicht geringe ätiologische Bedeutung des Fragilen-X-Syndroms wird diskutiert (s. *EA11.6.2*); daher ist **D richtig**. Vergleichsweise durchgängig finden sich bei Personen mit frühkindlichem Autismus Verkleinerungen des Cerebellums (des Kleinhirns) mit Verlust der Purkinje-Zellen, wobei diese Befunde allerdings in ihrer Bedeutung unklar sind; somit ist **E richtig.**

EA11.6.1: Auffällig ist allerdings, dass viele betroffene Kinder auf den ersten Blick sogar ausgesprochen hübsch und aufgeweckt wirken.

EA11.6.2: Deswegen wäre besser von einem Syndrom zu sprechen (wie in der Bezeichnung Kanner'sches Autismus-Syndrom zum Ausdruck kommend). Als weitere Ursachen werden intrauterine Infektionen (z. B. mit Röteln- und Zytomegalieviren) und Phenylketonurie diskutiert. Vorliegen eines fragilen X-Chromosoms wird als besonders bedeutsamer ätiologischer Faktor angesehen, was das wesentlich häufigere Vorkommen beim männlichen Geschlecht erklären würde.

AK11.7: Richtige Antworten sind *A, D* und *E*

ADHS kommt etwa fünf- bis zehnmal häufiger bei Knaben vor; somit **A richtig**. Behandelt wird die kindliche ADHS in der Regel mit Substanzen, welche die *dopaminerge Übertragung fördern* (z. B. Methylphenidat, Amphetamin), also mit *Dopaminagonisten;* folglich ist **B falsch**. Bei vielen Erwachsenen, die in der Kindheit an ADHS litten, zeigen sich weiterhin Konzentrationsstörungen; mindestens 10 % weisen das Vollbild der ADHS auf (s. *EA11.7.1*); somit ist **C falsch**. Bei der angeborenen Hüftgelenksdysplasie ist das Dach der Hüftgelenkspfanne nicht richtig ausgebildet, sodass der Oberschenkelkopf leicht nach oben aus dem Gelenk rutscht (Huftgelenksluxation); rechtzeitig erkannt, lassen sich mit einer Spreizwindel meist größere Fehlstellungen verhindern; **D** ist also **richtig**. Die infantile Zerebralparese geht auf Schädigungen im Mutterleib oder beim Geburtsvorgang zurück und stellt eine nicht progrediente Behinderung dar, häufig als Spastik vornehmlich der unteren Extremitäten, oft mit ausgeprägter Fußheberschwäche (s. *EA11.7.2*); somit ist **E richtig**.

EA11.7.1: Pharmakologische Behandlung ist problematisch: Methylphenidat zeigt bei Erwachsenen mit ADHS zwar mit großer Wahrscheinlichkeit Wirkung, war jedoch lange für diese Indikation nur bei Kindern und Jugendlichen zugelassen, was heute zwar nicht mehr gilt, aber an komplizierte Vorgaben geknüpft ist; insbesondere kann der Fall eintreten, dass die Krankenkassen die Kosten dieser Medikamente nicht übernehmen. Diesbezüglich günstiger ist die Situation, wenn bei

Personen mit ADHS, denen Methylphenidat bereits im Kindes- oder Jugendalter verschrieben wurde, die Therapie im Erwachsenenalter fortgesetzt wird.

EA11.7.2: Neben spastischen Lähmungen finden sich oft weitere motorische Auffälligkeiten, z. B. Athetosen (unwillkürliche langsame Schraubbewegungen, etwa der distalen Extremitäten), Epilepsien, zuweilen Intelligenzminderung. Die infantile Zerebralparese ist nicht mit der Kinderlähmung (Poliomyelitis) zu verwechseln, die als Infektionskrankheit motorische Vorderhornzellen im Rückenmark sowie motorische Hirnnervenkerne befällt (mit der Folge schlaffer Paresen).

12 Ergänzung: Fragen zur Psychoanalyse

12.1 Lernziele; wichtige Stichworte

Da sich die folgenden Fragen nur auf die Psychoanalyse beziehen, wie sie von Sigmund Freud entwickelt und dargestellt wurde, beziehen sich die Stichworte auch nur darauf, nicht allgemein auf tiefenpsychologische Verfahren.

Bekannt sein sollte zunächst *Freuds Theorie des psychischen Apparats* und der in diesem angenommenen *Arbeitsweisen.*

Stichworte: 1. topisches Modell (System Vorbewusst, System Unbewusst), 2. topisches Modell oder auch *Strukturmodell (Ich, Es, Über-Ich), Primär-* und *Sekundärvorgang, Lust-* und *Realitätsprinzip.*

Weiter vorauszusetzen ist Kenntnis von *Freuds Sexualtheorie,* insbesondere seine *Phasenlehre der Objektfindung und der Sexualbetätigung;* in diesem Zusammenhang sollten auch Kenntnisse möglicher *Störungen dieser Entwicklung* vorliegen.

Stichworte: primärer Narzissmus, Ödipuskomplex, präödipale Mutterbindung des Mädchens, *Kastrationskomplex, Partialtriebe, orale, anale, phallische Phase, Latenzperiode (Latenzphase), genitale Phase; Fixierung, Regression.*

Vorausgesetzt werden muss auch gewisse Kenntnis von *Freuds Neurosentheorie,* insbesondere Freuds *Einteilung der Neurosen* und Annahmen über ihre *Entstehung* sowie die bei ihrer *Bildung beteiligten Abwehrmechanismen.*

Stichworte: narzisstische Neurosen, Übertragungsneurosen, Psychoneurosen, Fixierung, Regression, Verdrängung, Verschiebung, Konversion, Projektion, Reaktionsbildung, Ungeschehenmachen, Sublimierung.

Bekannt sein müssen zudem die *Grundzüge der psychoanalytischen Therapie* und die damit *verbundenen Konzepte* bzw. *Begrifflichkeiten.*

Stichworte: psychoanalytische Grundregel, freie Assoziation, Übertragung, Erinnern, Agieren, Abreagieren, Katharsis, Deutung, Widerstand.

12.2 Fragen

Einfachauswahlaufgaben

F12.1: Welche Störung zählt Freud zu den narzisstischen Neurosen?	
A)	Konversionshysterie
B)	Angsthysterie
C)	Schizophrenie
D)	Zwangsneurose
E)	Phobie

F12.2: Wie heißt die von Alfred Adler begründete, aus der Psychoanalyse Freuds abgespaltene Theorie des menschlichen Seelenlebens?	
A)	Analytische Psychologie
B)	Tiefenpsychologie
C)	Selbstpsychologie
D)	Individualpsychologie
E)	Ich-Psychologie

F12.3: Welche Fixierung und welcher Abwehrmechanismus kennzeichnen nach Freud speziell die Zwangsneurose?	
A)	ödipale Fixierung; Verleugnung
B)	phallische Fixierung; Projektion
C)	orale Fixierung; Verschiebung
D)	anale Fixierung; Verschiebung
E)	phallische Fixierung; Verdrängung

F12.4: Bei der Reaktionsbildung geschieht:	
A)	ein Wechsel des Triebobjekts
B)	eine Umlenkung der Triebenergie auf kulturelle Tätigkeiten
C)	eine Verkehrung des Triebes in sein Gegenteil
D)	eine Verlagerung der eigenen Triebwünsche in eine fremde Person
E)	eine Identifikation mit einer fremden Person, welche den eigenen (von Patient*innen abgelehnten) Trieb auslebt

F12.5: Das Ich im 2. topischen Modell Freuds ist nicht gekennzeichnet durch:	
A)	Realitätsprinzip
B)	Angst
C)	Verdrängung
D)	Primärvorgänge
E)	Wahrnehmungsleistungen

Mehrfachauswahlaufgaben

F12.6: Was bezeichnet keinen Abwehrmechanismus *(2 Antworten)***?**	
A)	Verdichtung
B)	Verschiebung
C)	Verleugnung
D)	Projektion
E)	Regression

F12.7: Welche Begriffe tauchen nicht oder bestenfalls sporadisch in den Freud'schen Schriften auf *(2 Antworten)***?**	
A)	primärer Krankheitsgewinn
B)	das Selbst
C)	Metapsychologie
D)	Unterbewusstsein
E)	psychischer Determinismus

F12.8: Für die Übertragung gilt *(2 Antworten)***:**	
A)	Sie tritt nur im analytischen Setting auf.
B)	Sie ist ein wesentlich erschwerender Faktor für den Erfolg einer psychoanalytischen Therapie.
C)	Sie tritt nur auf, wenn Therapeut*in und Klient*in unterschiedlichen Geschlechts sind.
D)	Sie sollte in der psychoanalytischen Therapie zum Gegenstand der Aufarbeitung gemacht werden.
E)	Sie kann sich in den Dienst des Widerstandes stellen.

F12.9: Welche Konzepte spielen in der Freud'schen psychoanalytischen Theorie keine (oder eine bestenfalls untergeordnete) Rolle *(2 Antworten)***?**	
A)	Minderwertigkeitskomplex
B)	Wiederholungszwang
C)	Archetypus
D)	Konstanz-Prinzip
E)	Todestrieb

F12.10: Welche Verhaltensweisen von Patient*innen stellen in der psychoanalytischen Therapie oft eine erhebliche Komplikation dar *(2 Antworten)***?**	
A)	Erinnern
B)	Agieren
C)	Durcharbeiten
D)	Verletzung der psychoanalytischen Grundregel
E)	Ablehnung der gegebenen Deutung

F12.11: Was spielt als Technik in der klassischen psychoanalytischen Therapie keine Rolle *(2 Antworten)***?**	
A)	Hypnose
B)	Deutung von Fehlleistungen
C)	freie Assoziation
D)	Suggestion
E)	Traumanalyse

12.3 Antworten mit Kommentaren; ergänzende Anmerkungen

AK12.1: Richtige Antwort ist *C*

Übertragungsneurosen sind dadurch gekennzeichnet, dass sich in der psychoanalytischen Therapie die Übertragung einstellt, welche sich auf die Gefühle zu frühen Beziehungsobjekten zurückführen lässt und eine wesentliche Hilfe darstellt, frühkindliche Konfliktsituationen zu rekonstruieren. Zu den Übertragungsneurosen rechnet Freud die Konversionshysterie, die Zwangsneurose und die Angsthysterie (in etwa synonym mit Phobie). Bei einigen Neuroseformen (die den „Psychosen" der deskriptiven Psychopathologie entsprechen würden) lässt sich eine solche Übertragung im psychoanalytischen Setting nicht beobachten; Freud führt dies auf eine narzisstische Fixierung bei diesen Patient*innen zurück, also auf die Unfähigkeit, die Libido vom eigenen Ich abzuziehen und auf andere Objekte (Personen) übergehen zu lassen. Er nennt diese Neurosen (s. *EA12.1.1*) daher narzisstische Neurosen, wozu er explizit die Schizophrenie (in älterer Terminologie: Dementia praecox) rechnet (s. *EA12.1.2*). Antwort **C** ist folglich **richtig**, Antworten **A, B, D** und **E** sind **falsch**.

EA12.1.1: Freud verwendet in seiner klinischen Theorie den Begriff Psychose nicht (bestenfalls beiläufig und in deskriptivem Sinne), sondern spricht allgemein von Neurosen. Letztere teilt er noch einmal ein in die Aktualneurosen (welche ihren Urspung in der aktuellen, prinzipiell veränderbaren Situation der erwachsenen Patient*innen haben) und die Psychoneurosen, welche in ihren Ursachen auf die Kindheit zurückgehen. Bei Letzteren unterscheidet er noch einmal zwischen Übertragungsneurosen und narzisstischen Neurosen.

EA12.1.2: Bei den narzisstischen Neurosen sieht Freud wegen des Fehlens von Übertragung geringe Heilungschancen durch die Psychoanalyse. So schreibt er in dem kleinen Aufsatz „‚Psychoanalyse' und ‚Libidotheorie'" aus dem Jahre 1923: „[D]ie narzisstischen Störungen (Dementia praecox, Paranoia, Melancholie) sind im Gegenteil durch die Abziehung der Libido von den Objekten charakterisiert und darum der analytischen Therapie kaum zugänglich. Diese therapeutische Unzulänglichkeit hat aber die Analyse nicht behindert, die reichhaltigsten Ansätze zum tieferen Verständnis dieser den Psychosen zugerechneten Leiden zu machen" (zitiert nach Köhler, 2020b, S. 156).

AK12.2: Richtige Antwort ist *D*

Als „analytische Psychogie" bezeichnete C.G. Jung seine Theorie; somit ist Antwort **A falsch**. Tiefenpsychologie wird typischerweise als Oberbegriff für alle jene Erklärungsansätze verwendet, die in irgendeiner Weise unbewusste psychische Vorgänge in die Theoriebildung einbeziehen (s. *EA12.2.1*); **B** ist daher **falsch**. Selbstpsychologie wird im Allgemeinen mit dem Namen Heinz Kohut verbunden, Ich-Psychogie mit Heinz Hartmann; Antworten **C** und **E** sind somit **falsch**. Adler selbst bezeichnete seinen Ansatz als Individualpsychologie; folglich ist **D richtig**.

EA12.2.1: Der Begriff wurde offenbar von Eugen Bleuler geprägt, aber auch von Freud (eher beiläufig und nicht ganz eindeutig) im definierten Sinne verwendet. In der „Neuen Folge der Vorlesungen zur Einführung in die Psychoanalyse" spricht er von der Psychoanalyse als „Zweig der Psychologie – Tiefenpsychologie oder Psychologie des Unbewussten".

AK12.3: Richtige Antwort ist *D*

Die Zwangsneurose ist nach Freud gekennzeichnet durch eine anale Fixierung, und die eingesetzten Abwehrmechanismen dienen der Abwehr anal-sadistischer Impulse; einer dieser Abwehrmechanismen ist dabei die Verschiebung (s. *EA12.3.1*); also ist **D richtig**. Alle anderen genannten Fixierungen erklären nicht die Zwangssymptomatik. Somit sind die Antworten **A, B, C** und **E falsch**.

EA12.3.1: So interpretiert Freud (zumindest in seinem frühen Modell der Zwangsneurose) die Zwangsgedanken als solche, welche die psychische Energie binden, um diese von den eigentlich die Person beschäftigenden Gedanken gewissermaßen abzulenken; allgemein bedeutet Verschiebung die Ersetzung eines psychischen Inhalts durch einen anderen (indem beispielsweise bei den Phobien die Angst in Wirklichkeit einem anderen Objekt gilt). Verschiebung ist keineswegs der einzige Abwehrmechanismus der kompliziert aufgebauten Zwangsneurosen: So spielen auch Reaktionsbildung und (bei den Zwangshandlungen) das magische Ritual des Ungeschehenmachens eine wichtige Rolle bei der Symptomgestaltung.

AK12.4: Richtige Antwort ist *C*

Ein Wechsel des Triebobjekts (letztlich eine sehr ökonomische Art, mit den Triebbedürfnissen fertig zu werden) hat keinen speziellen Namen (ist auch kein eigentlicher Abwehrmechanismus); somit ist **A falsch**. Die Umlenkung der Triebenergie auf kulturelle Tätigkeiten wird als Sublimierung bezeichnet (s. *EA12.4.1*); Antwort **B** ist daher ebenfalls **falsch**. Reaktionsbildung ist definiert als die Verwandlung eines Triebes in sein Gegenteil (also etwa Entwicklung besonderer Reinlichkeit zur Abwehr analkoprophiler Beschmutzungsimpulse); somit ist **C richtig**. Die Verlagerung der eigenen Triebwünsche in eine fremde Person wird als Projektion bezeichnet; Antwort **D** ist demnach **falsch**. Die Identifikation mit einer fremden Person, welche den eigenen abgelehnten Trieb auslebt, heißt – zwar nicht bei Freud, aber in späterer psychoanalytischer Terminologie – „projektive Identifizierung" (dies allerdings nicht ganz einheitlich); insofern ist Antwort **E falsch**.

EA12.4.1: Man könnte darüber streiten, ob die Sublimierung überhaupt ein Abwehrmechanismus ist. Sie spielt in jedem Fall keine Rolle bei der neurotischen Symptombildung; im Gegenteil handelt es sich um eine sehr elegante Art, mit Triebwünschen fertig zu werden, ohne pathologische Ersatzbildungen vorzunehmen. Zuweilen wird in der Literatur Sublimierung als „reifer Abwehrmechanismus" bezeichnet.

AK12.5: Die richtige Antwort ist *D*

Das Ich gehorcht dem Realitätsprinzip, ist zur Erkennung der Realität mit Wahrnehmungsfähigkeiten ausgestattet und ist auch „Stätte“ der Angst; weiterhin gehen vom Ich die Verdrängungen aus; die Antworten **A, B, C** und **E** sind daher **falsch** (gefragt war, wodurch das Ich *nicht* gekennzeichnet ist). Primärvorgänge sind psychische Prozesse zur unmittelbaren Abfuhr von Spannung (ohne auf eventuelle längerfristige Konsequenzen zu achten); dies ist die Arbeitsweise des Es (nach älterer Terminologie: des *Ubw,* des *Systems Unbewusst*); folglich ist **D richtig**.

AK12.6: Richtige Antworten sind *A* und *E*

Die Verdichtung (die Verschmelzung zweier Vorstellungen, z. B. innerer Bilder) ist eine Leistung der sogenannten Traumarbeit und trägt nach Freud nicht zuletzt zur Befremdlichkeit des Traumes (genauer: des manifesten Trauminhalts) bei; sie spielt zwar bei der Ausgestaltung gewisser Symptome eine Rolle, wird aber mit gutem Grund nicht den Abwehrmechanismen zugerechnet; **A** ist daher **richtig**. Hingegen sind Verschiebung, Verleugnung und Projektion klassische Abwehrmechanismen (zur Reaktionsbildung s. auch *EA12.4*); die Antworten **B, C** und **D** sind somit **falsch**. Keinen Abwehrmachanismus stellt die Regression dar; sie ist im Gegenteil eine Rückkehr zu früheren Stufen der Sexualbetätigung oder Objektfindung und stellt daher ein Abwehrmechanismen aktivierendes und damit wesentlich die Neurose bewirkendes Moment dar; folglich ist **E richtig** (ist *kein Abwehrmechanismus*).

AK12.7: Richtige Antworten sind *B* und *D*

Primärer Krankheitsgewinn bedeutet in der Freud'schen Theorie die Tatsache, dass ein Konflikt durch die neurotische Symptombildung gelöst wird – wenn auch unter Inkaufnahme psychischen Leidens; Antwort **A** ist somit **falsch**. Der Terminus Metapsychologie ist zwar nicht sehr bekannt, jedoch ein wichtiger Begriff in Freuds Sprachgebrauch; er bedeutet in etwa: maximal verallgemeinernde Formulierung psychoanalytischer Sachverhalte (s. *EA12.7.1*); daher ist **C falsch**. Der psychische Determinismus, die Tatsache also, dass psychische Vorgänge strengen Gesetzen gehorchen (z. B. ein scheinbar zufällig auftauchender Gedanke Folge eines anderen gerade abgelaufenen ist oder auf einen unmittelbaren äußeren Eindruck zurückgeht), ist eine der zentralen Annahmen der Freud'schen psychoanalytischen Theorie, Antwort **E** ist folglich **falsch**. Hingegen gehören Begriffe wie „das Selbst“ oder „Unterbewusstsein“ (s. *EA12.7.2*) nicht zum Freud'schen Sprachgebrauch; die Antworten **B** und **D** sind somit **richtig**.

EA12.7.1: So heißt es etwa in der metapsychologischen Schrift „Das Unbewusste“: „Ich schlage vor, dass es eine *metapsychologische* Darstellung genannt werden soll, wenn es uns gelingt, einen psychischen Vorgang nach seinen *dynamischen*, *topischen* und *ökonomischen* Beziehungen zu beschreiben“ (zitiert nach Köhler, 2020b, S. 29; Hervorhebungen im Original).

EA12.7.2: Es gibt nach Freud ein Bewusstsein und ein Unbewusstes (meist verstanden als Teil des psychischen Apparats, als System mit eigenen Inhalten und Arbeitsweisen).

AK12.8: Richtige Antworten sind *D* und *E*

Übertragung tritt keineswegs nur im psychoanalytischen Setting auf (s. *EA12.8.1*); sie ist sogar ein entscheidender Faktor für das Gelingen einer psychoanalytischen Therapie (s. *AK12.1* zu den narzisstischen und den Übertragungsneurosen); die Antworten **A** und **B** sind daher **falsch**. Übertragung tritt auch bei gleichem Geschlecht von Therapeut*in und Analysand*in auf (dann allerdings oft eher in Form der feindseligen Übertragung); somit ist **C falsch**. Sie kann sich in den Dienst des Widerstandes stellen und sollte selbstverständlich zum Gegenstand der Aufarbeitung gemacht werden; die Antworten **D** und **E** sind folglich **richtig**.

EA12.8.1: In der sehr lesenswerten Schrift „Bemerkungen über die Übertragungsliebe" heißt es, auch in einer anderen als der analytischen Behandlung werde sich eine solche Verliebtheit einstellen. Der Unterschied werde vielmehr nur sein, „dass eine solche Verliebtheit, die dazu bestimmt ist, unausgesprochen und unanalysiert zu bleiben, niemals jenen Beitrag zur Herstellung der Kranken leisten wird, den ihr die Analyse abzwingen würde" (zitiert nach Köhler, 2020b, S. 168f.).

AK12.9: Richtige Antworten sind *A* und *C*

Der Minderwertigkeitskomplex spielt eine große Rolle in der Theorie von A. Adler, die Archetypen in der von C. G. Jung; in der Freud'schen Psychoanalyse kennt man diese Konzepte nicht; daher sind die Antworten **A** und **C richtig**. Der Wiederholungszwang ist eine wichtige Annahme Freuds, ebenso der erst spät in die Theoriebildung aufgenommene Todestrieb. Das Konstanz-Prinzip sagt aus, dass der seelische Apparat die psychische Energie möglichst konstant halten will, vorzugsweise niedrig; diese Annahme geht wesentlich in Freuds Theorie vom Lust- und Realitätsprinzip ein; die Antworten **B, D** und **E** sind somit **falsch** (diese Konzepte *spielen eine Rolle* in der Freud'schen psychoanalytischen Theorie).

AK12.10: Richtige Antworten sind *B* und *D*

Erinnern und Durcharbeiten sind wichtige Prozesse in der Freud'schen Psychoanalyse und werden ausdrücklich von den Patient*innen verlangt; Antworten **A** und **C** sind folglich **falsch**. Auch das Ablehnen der gegebenen Deutung ist keine Komplikation; dies wird immer wieder passieren und kann zu Recht oder zu Unrecht geschehen; dann muss die Deutung eben korrigiert werden oder wird in einem späteren Stadium wiederholt, wenn inzwischen weitere Widerstände überwunden sind; somit ist Antwort **E falsch** (stellt *keine erhebliche Komplikation* dar). Agieren hingegen, also das Wiederholen pathologischen Verhaltens (nicht lediglich das Erinnern) stellt eine deutliche Komplikation dar (s. *EA12.10.1*); somit ist **B richtig**. Höchst konsequenzenreich und dem Heilungserfolg deutlich abträglich ist es auch, wenn Patient*innen die psychoanalytische Grundregel verletzen, nämlich alles zu sagen, was ihnen in den Sinn kommt, auch wenn sie es für nebensächlich erachten oder wenn es ihnen peinlich ist; **D** ist folglich **richtig**.

EA12.10.1: Ein banales Beispiel: Agieren wäre es, wenn der Analysand nicht von Rachegelüsten gegen den Analytiker in der Sitzung erzählt, sondern ihm tatsächlich die Reifen zersticht.

AK12.11: Richtige Antworten sind *A* und *D*

Mit Überwindung der Hypnose als Methode zur Auffindung unbewusster Inhalte beginnt die eigentliche Psychoanalyse; die Suggestion spielte in den allerersten Stadien der Freud'schen Psychotherapie eine gewisse Rolle, wurde aber sehr bald aufgegeben und verliert völlig ihre Bedeutung in der weiteren Entwicklung der Technik; daher sind die Antworten **A** und **D richtig**. Deutung von Fehlleistungen, Traumanalyse und Verwendung der freien Assoziation zur Aufdeckung des Unbewussten nehmen hingegen eine zentrale Stellung in der psychoanalytischen Therapie nach Freud ein; somit sind die Antworten **B, C** und **E falsch**.

13 Literaturverzeichnis

Benkert, O. & Hippius, H. (Hrsg.). (2023). *Kompendium der psychiatrischen Pharmakotherapie* (14. Auflage). Berlin: Springer.

Köhler, T. (2010). *Biopsychologie – Ein kurz gefasstes Lehrbuch*. München: CIP-Medien.

Köhler, T. (2014). *Rauschdrogen und andere psychotrope Substanzen: Formen, Wirkungen, Wirkmechanismen* (2. Auflage). Tübingen: Psychotherapie-Verlag.

Köhler, T. (2017). *Psychische Störungen. Symptomatologie, Erklärungsansätze, Therapie*. (3. Auflage). Stuttgart: Kohlhammer.

Köhler, T. (2019). *Biologische Grundlagen psychischer Störungen* (3. Auflage). Göttingen: Hogrefe.

Köhler, T. (2020a). *Medizin für Psychologen und Psychotherapeuten. Orientiert an der Approbationsordnung für Psychologische Psychotherapeuten* (4. Auflage). Stuttgart: Schattauer.

Köhler, T. (2020b). *Freuds Psychoanalyse – eine Einführung*. Gießen: Psychosozial-Verlag.